醫療保健系列13

眾妙之門

——天人合一理念下的中醫與養生文化

胡奇楠 著

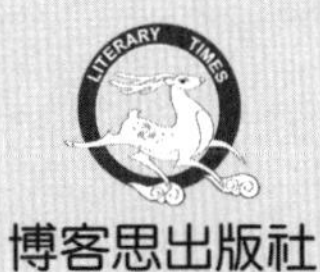

博客思出版社

目 次

序言：該死的病毒

佛家有言：人生無常，無常即苦。什麼是無常？天有不測風雲，人有旦夕禍福，不測就是無常。我永遠也忘不了 2000 年 10 月的第一天，我的左眼忽然出現紅腫、視力模糊，到醫院檢查後，醫生告訴我是病毒性角膜炎。那時候，我並沒有意識到我將進入什麼樣兒的苦難時光，我以為所有的炎症只是吃點藥就可以迅速消炎後萬事大吉。在不斷的往眼睛裡滴眼藥水甚至往眼球上打針後，除了紅腫確實消失了，視力卻更差了。經過兩年多的反覆發作和無數次的治療，在我的左眼視力從最開始發病前的 1.2 終於變成 0.1 的時候，醫生無奈的告訴我治療效果也就這樣了。什麼？我當時懷疑我的耳朵是不是聽錯了，難道北京最好的眼科醫院的專家就是這麼治病的？我無法接受這樣的事實，我純淨、清亮、靈動的眼睛變得混濁、茫然和呆滯，要知道我從小到大不知道近視的滋味，到 30 歲的時候雙眼視力仍然都是保持在 1.5 的啊！後來醫生告訴我，病毒性角膜炎是高致盲性眼病，至今原理不明。醫學界只是懷疑是皰疹病毒作怪，治療辦法不多，基本也只有在急性發作期控制炎症。但是控制炎症要用激素眼藥水，時間長了會留下嚴重的後遺症，更加損傷愈後視力，而且在每一次感冒以後視力會再下一個臺階。這就意味著我的左眼視力沒有最差，只有更差，畢竟一個人哪能保證自己永遠不感冒呢！我的生活從此進入了暗夜。

2003 年以後，抱著死馬當活馬醫的心態，我開始嘗試去看中醫，遍訪京城膽敢號稱擅長治眼病的多位名醫和非名醫。除了吃了不下幾百付感覺沒啥用的中藥以外，就是知道了一句醫學經驗，有個醫生跟我說：「眼病難治啊，在中醫界有句話叫『眼百貼』，意思就是吃一百副藥都未必能看到效果」。我絕望了，每天都在煩躁不安中度過，難纏的眼病如附骨之疽，揮之不去。隨時隨地閉上右眼測一下左眼的視力有沒有更差成了我的生活習慣。

醫生治不好我決心自己來，還好我還有能看書的右眼。我買來各種醫書，從《黃帝內經》開始學起，研讀《傷寒論》、《難經》、《類經》、《溫熱論》、《溫病條辨》、《丹溪心法》、《脾胃論》、《醫理真傳》、《傷寒質難》等等；也對自醫聖張仲景以下李東垣、張景岳、朱丹溪、葉天士、吳鞠通、鄭欽安、祝味菊、傅青主等等這些在中醫歷史上留下鼎鼎大名的人有了基本的瞭解。我參閱古今名家的各種醫案，根據囫圇吞棗的理解，自己開方吃藥，懵懵懂懂的拿我的腸胃當中藥效果的實驗基地。每天走在路上大腦不斷的反覆思索《黃帝內經》的文字含義，冥思苦想《傷寒論》到底在說什麼，逐條地分析著《傷寒論》的每一個解釋，揣摩著仲景立方的含義。雖常有心得，卻不能融會貫通，我就像一個在黑暗中摸索迷宮出口的夜行人，總覺得似乎前邊的光亮就是盡頭，可是近在咫尺卻只能折返。幾年斷斷續續的自我治療，沒啥起色也就罷了，整個人的身體狀況反倒越來越差，我放棄了。

生活還要繼續，終不成得個病就去死，藥不吃了，我嘗試用針灸治療。在中醫診所挨扎了幾個月後也沒見啥效果，我一怒之下再次決定自己來。我買來針灸圖書，買了各種型號的針灸針，自己胡亂扎針，也鼓勵老婆在我身上嘗試。一段時間下來，除了知道了大量的穴位的名稱和位置以外，收效甚微，只帶來了一項副產品，那就是鍛煉了夫人的膽量。內子從開始時的滿手是汗，肌肉緊張，在我不斷的鼓勵和抱怨的交互折磨中練就了渾身的膽氣。半年過後，針刺時變得泰然自若，談笑間玉手紛飛已是入肉三分。

「天將降大任於斯人也，必先苦其心志，勞其筋骨，餓其體膚，空乏其身，行拂亂其所為，所以動心忍性，增益其所不能。」疾病苦我身心，我卻不想擔當什麼大任。我只想健康的活著，視力恢復不了總要活到好點，苦難既然躲不了只能面對，增益我之所能也未可知。

2008 年以後我開始研究健身養生，開始學習《老子》、《莊子》，學習太極拳。幾年下來，除了時斷時續的活動了筋骨，身體雖未見明顯的強健，老莊的清靜無為的理念卻讓我對中醫中的很多描述有了新的認識。在我重新理解了古代人與自然的和諧統一的理念之後，一些似懂非懂的條文含義逐漸明晰了起來，我忽然內心升騰起了渴望，似乎看到了徹底走出迷宮的路徑。我開始重新再去研讀《黃帝內經》和《傷寒論》，當我頓悟了傷寒欲解時的含義時，內心之喜悅難以言表。在天人合一的理念指引下，借助祝味菊《傷寒質難》的幫助，透過那重重迷霧，我終於徹底明白了《黃帝內經》的五行理論和十二經脈與《傷寒論》的關係，明白了《傷寒論》在說什麼，彷彿穿越時空去偷聽了醫聖的喃喃自語。

2014 年，我有幸跟隨知名傳統內功太極拳大家陳耀庭先生學習楊氏汪脈太極拳，陳老師早年隨楊氏太極名家牛春明和吳氏太極名家劉晚蒼學拳，後又得楊氏汪脈名師朱懷元、高占魁的真傳，兼具吳楊兩家之長，著有《功夫上手》一書，手上功夫已臻化境。陳老師依王宗岳《太極拳論》，以用意不用力和捨己從人為原則，從虛實分明和鬆隨入手，講解掤、捋、擠、按、採、挒、肘、靠太極八法，對我傾囊相授，領我進入了一個全新的運動思維世界。

俗話說：「師找徒三年，徒找師三年」。2017 年底，我正式拜陳耀庭先生為師，成為入室弟子，除繼續不斷領悟太極拳的真諦外，同時學習瀕臨失傳的太極棍法，從此更加練功不輟，身體在每日的陰陽往復中也慢慢強健了起來。內功太極拳的陰陽變化與中醫理念如出一轍，每日一動一靜之間的變化更加深了我對中醫陰陽的領悟，而當我把針灸原理解鎖之後，我知道，我完成了寶藏圖的最後一塊拼圖。

自然界有一種奇異的物質叫沉香，它是白木香在受到自然界的傷害後，比如蟲蛀、風折或者雷劈等，傷口在自我修復過程中分泌出油脂，然後又受到真菌的感染，所結成的傷疤。日積月累以後，就形成了跟樹瘤差不多的一塊東西，多年堆積之後就會形成香脂，變成一種寶貴的藥材，帶有香氣，這就是沉香，沉香再生突變之極品名曰奇楠。而我百般無奈，千般苦痛，二十幾年的失與得一如白木香被蟲咬，被風折後的變化，除了自我修復別無他途，為紀念這一生命歷程，遂字奇楠。

生活吻我以痛，我欲報之以歌。幸賴祖師爺保佑，讓我在一個個迷途中也發現了一個個藏寶洞，獲得了珍寶，而我把視若珍寶的心得用文字寫出來留給這個世界，立諸文字，傳之後人，就是我致敬中醫歷代先賢的最好方式。

疾病之於人類，如影隨形。醫者仁心固然是必須，智慧更是必不可少，中華古老智慧原本可以造福更多的人，但是因為文明的多次斷代造成的種種誤讀，時至今日遠未達到它應有的高度。謹以此書獻給每一個致力於弘揚中醫中藥事業的前行者共勉，也獻給每一個在疾病折磨中苦苦尋找康復辦法的生命旅人。

華夏上古天人合一的哲學理念是真正的生命大道，它就

06 眾妙之門

像一盞明燈，一直在照亮著人類前行的路，那是智慧之光。如日月之光華，旦而復旦，萬古常明。

第一章　陰陽概論

陰陽的概念最早是什麼人提出的已不可考，陰陽學是先秦時期諸子百家的重要思想之一。老子在《道德經》的四十二章這樣表述：「道生一，一生二，二生三，三生萬物。萬物負陰而抱陽，沖氣以為和。」界定了萬物分為陰陽的哲學理念。陰陽的最初涵義是很樸素的，向著太陽的一面就是陽，背向太陽的一面就是陰，後來引申到了各種對立的事物上，如：上下、左右、內外；醫學範疇的表與裡、寒與熱、躁與靜等等。在《素問・陰陽應象大論》中說；「陰陽者，天地之道也，萬物之綱紀，變化之父母，生殺之本始。 」將自然界的任何事物都包括著陰和陽相互對立的兩個方面，而對立的雙方又是相互統一的，是自然界一切事物發生、發展、變化及消亡的抽象總結。

有意思的是在自然科學中也可以找到陰陽的解釋，曾有人論證有關二進位發源於《易經》的文章，說是整個西方在探討二進位的發明者的時候，發現了萊布尼茨述及二進位與中國八卦圖之間的關係，言道八卦中的陰爻和陽爻的排列組合就是後來二進位的啟蒙，萊布尼茨不過將陰陽爻換成了阿拉伯數字的 1 和 0 而已云云。儘管《易經》是我國古代了不起的哲學成就，但想來說明推動現代電腦發展的二進位是我們祖先的發明恐怕不能讓人信服。不過這提示了我們不僅可以用陰陽這一質樸的哲學表達描述抽象世界，也可以描述自然科學世界。如果我們來利用二進位對陰陽概念進行置換，用「陰」來表示「0」，用「陽」來表示「1」，數的二進位就等同於自然界的「陰」和「陽」，二進位的「0」和「1」通過電腦創造出一個虛擬的世界，自然界中的陰陽理念就可以轉化成現實世界的萬事萬物，這真是一件不可思議的事。

儘管陰陽在中國古代哲學家看來包羅萬象，萬物寓於其中，但真正應用的領域主要還在於中醫。中醫的理論根基就是陰陽，清末醫家鄭欽安在他的《醫理真傳》序裡曾說；「醫學一途，不難於用藥，而難於識症，亦不難於識症，而難於識陰陽。」作為中醫最先應該明白的就是何為陰，何為陽，偏偏陰陽二字最難明白。因為過於抽象，至簡則至難，毫不誇張的說，很多中醫甚至是所謂的名醫一生也沒有搞懂陰陽。可是不管如何難以理解，陰陽是中醫邁不過去的坎兒。歷代醫家對陰陽的理解經常是混亂和自相矛盾的，這就形成了奇怪的形象，中醫用陰陽的概念治病 2000 多年了，到底何為陰，何為陽卻少有人說得清。

我們看看黃帝內經和歷代醫家是怎麼描述陰陽的：

一、《黃帝內經》的陰陽論

在《陰陽應象大論》中這樣描述：「陰靜陽躁，陽生陰長，陽殺陰藏。陽化氣，陰成形。故清陽為天，濁陰為地」。「陰在內，陽之守也；陽在外，陰之使也。」「清陽出上竅，濁陰出下竅，清陽發腠理，濁陰走五臟。清陽實四肢，濁陰歸六腑。」

在《金匱真言論》中又這樣界定：

> 夫言人之陰陽，則外為陽，內為陰。言人身之陰陽，則背為陽，腹為陰。言人身之臟腑中陰陽，則臟者為陰，腑者為陽，肝、心、脾、肺、腎五臟皆為陰，膽、胃、大腸、小腸、膀胱、三焦六腑皆為陽。所以欲知陰中之陰、陽中之陽者何也？為冬病在陰，夏病在陽，春病在陰，秋病在陽，皆視其所在，為施針石也。故背為陽，陽中之陽，心也。背為陽，陽中之陰，肺也。腹為陰，陰中之陰，腎也。腹為陰，陰中之陽，肝也；腹為陰，陰中之至陰，脾也。此皆陰陽表裡內外雌雄相輸應也，故以應天之陰陽也。

以上的論述可以說是中醫有關陰陽的總論，核心的思想就是自然界萬物分陰陽，而人身與自然是完全對應的，五臟六腑也分陰陽。後世醫學所有對陰陽理解的演繹皆源於此。

二、名家論陰陽

在陰陽的描述上《黃帝內經》完全是抽象的，後世醫家的陰陽觀多有含混不清也源於此。歷代名醫以懸壺濟世為己任，以著書立說為榮耀。在古代名醫著作中有諸多醫案，但都繞不開對陰陽理論的描述，我們來看看幾個名醫是如何看待陰陽的：

朱丹溪

元代著名醫家朱震亨又叫朱丹溪，他在中國醫學史上佔有重要地位，傳聞因其故居有條美麗的小溪，叫「丹溪」，後世學者遂尊稱他「丹溪翁」或「丹溪先生」。他寫過一本醫學理論專著的書叫《格致餘論》，是他的代表作之一。充分反映他的主要學術思想，主要以《相火論》、《陽有餘陰不足論》兩篇為中心內容，宣導「陽常有餘，陰常不足」的論點，強調保護陰氣的重要性，確立「滋陰降火」的治則，宣導滋陰學說。「陽常有餘而陰常不足」這句話代表了朱丹溪的核心學術思想。在治療上，丹溪先生注重滋陰、養血、清熱，反對濫用溫補和盲目攻邪，簡單說重陰甚於重陽。

張景岳

明代著名醫家張景岳主要論點是「陽非有餘，而陰亦常不足」。提出：「凡診病施治，必要先審陰陽，乃為醫者之綱領，陰陽無謬，治焉有差？醫道雖繁，而可以一言以蔽之者，曰陰陽而已。故症有陰陽，脈有陰陽，藥有陰陽。」

在他的主要著作《類經》中說：「陽之為大義也，夫陰以陽為主，所關於造化之源，而為性命之本者，唯斯而已，夫陽化氣，陰成形，是行本屬陰，而遍體之溫著，陽氣也，一息之存者，陽氣也，五官五臟之神明不測者，陽氣也，及其既死，則身冷如冰，靈覺盡滅，形固存，而氣則去，此以陽脫在前，而陰留在後。」「熱為陽，寒為陰。春夏之為陽，秋冬之為陰，當長夏之為暑，大地如爐，其時也，草木昆蟲，鹹若煎炙，然愈熱則愈繁，不然則不盛，及乎一夕風霜，即僵枯遍野，是熱能生物，而過熱則惟病，寒無生意，而過寒則伐盡。」張景岳從自然的感悟中闡述了樸素的陰陽觀。

在治療上體現以溫補為基點，說道：「凡臨床治病，不必論其有虛證、無虛證，但無實證者可據而為病者，便當兼補，以調營衛精血之氣，亦不必論其有火證無火證，但無熱證可據而為病者，便當兼溫，以培命門脾胃之氣。」又詳細的闡述了陰陽互助的必要性：「其有氣因精而虛者，自當補精以化氣；精因氣而虛者，自當補氣以生精。又如陽失陰而離者，非補陰何以收散亡之氣？水失火而敗者，非補火何以蘇隨寂之陰？此又陰陽相濟之妙用也。故善補陽者必於陰中求陽，則陽得陰助而生化無窮；善補陰者必於陽中求陰，則陰得陽升而泉源不竭」。

總的說來是重陽為根本，兼顧滋陰，張景岳早年其實是受朱丹溪影響的，後來在長期的醫學實踐中發現了朱氏理論的偏頗，轉而信奉溫補，可說是朱丹溪的反對派代表人物，說是時醫的謬誤全是劉河間、朱丹溪之流的理論糊塗貽禍，言道：「欲清其流，必澄其源」。他呼籲：「凡欲重命保生者尤當愛護陽氣，此即生化之神，不可忽也」！

李東垣

金元四大家之一的李東垣一生的主張都寫在了《脾胃論》中，他注重病的陰陽寒熱虛實，以內傷虛證為主，責之「陽氣不足」，後世稱為「溫補派」。但是李東垣和張景岳重補腎不同，主張補腎不如補脾，針對脾胃的各種病證，他創立了許多組方嚴謹，療效可靠的方劑，如升陽益胃湯、補中益氣湯、升陽散火湯等。這些方劑都是通過升提脾氣，和降胃氣，而促使脾升胃降，脾胃恢復其正常功能。李東垣認為精神元氣是人健康的根本，後天依賴脾胃得以滋養，正所謂：「安穀則昌，絕穀則亡」。脾和胃相互關聯，失一則中運不健而致病，總的說來他重陽也重陰，認為脾胃各司其職，升降配合，但核心還是補虛重陽。

鄭欽安

清末大醫鄭欽安是現在所說的火神派的祖師爺，後世醫家吳佩衡、祝味菊、唐步祺、盧鑄之等都深受其影響，重視陽氣，強調扶陽，是火神派的理論核心。臨床擅用附子，是其顯著特點。火神派強調陰主陽從，鄭欽安在他的著作《醫理真傳》中描述：「坎為水，屬陰，血也，而真陽寓焉。中一爻，即天也。天一生水，在人身為腎，一點真陽，含于二陰之間。」「離為火，屬陽，氣也，而真陰寄焉。中二爻，即地也。地二生火，在人為心，一點真陰，藏于二陽之中。」他從易經的角度來解釋陰陽的。

鄭欽安說自己「沉潛于斯二十餘載，始知人身陰陽合一之道，仲景立方垂法之美」；「思之日久，偶悟得天地一陰陽耳，分之為億萬陰陽，合之為一陰陽。於是以病參究，一病有一病之虛實，一病有一病之陰陽，知此始明仲景之六經還是一經，人身之五氣還是一氣，三焦還是一焦，萬病總是在陰陽之中」；「總之，病情變化，非一二端能盡，其實萬變萬化，不越陰陽兩法。若欲逐經、逐臟、逐腑論之，旨多反晦，誠不若少之為愈也」；「洞明陰陽之理」；「功夫全在陰陽上打算」；「病情變化非一端能盡，萬變萬化，不越陰陽兩法」。他把明陰陽在中醫學中的重要性說的已經無以復加，雖言陰陽同樣重要，但因火神派善用附子，附子在中醫用藥中屬大熱藥物，後世學者把火神派當做純陽派。

祝味菊

民國中醫大師祝味菊之所以被稱之為火神派代表人物，

主要是他在學術觀點上深受鄭欽安影響，但卻和鄭氏並無師承關係，而且祝味菊對陰陽的解讀自成一派，嚴格說來只是有些理論和火神派相同而已。

在陰陽論述上，祝味菊不僅強調陰陽辨別的重要性，更主要的是他提出了自己的陰陽觀。他強調：「陽為體，陰為用」;「良工治病，不患津之傷，而患陽之亡」;「夫陰為物質，陽為勢力，一切生機，攸賴于陽，一切生物，無陽即死，陽為生之本，陰為死之基，重陽者生，重陰者死，不可不知也」。

祝味菊總結性的闡述是：「陰不可盛，以平為度，陽不患多，其要在秘。」

李可

當代名醫李可認為：「正邪交爭的焦點，全看陽氣的消長進退，陽虛則病，陽衰則危，陽復則生，陽去則死，陽氣易傷難復，故陽常不足。暴病多亡陽，久病多傷陽」；「五臟之傷，窮必及腎。生死關頭，救陽為急！存得一絲陽氣，便有一線生機」，李老治病對陽氣的重視可見一斑。由此火神派的擁躉也將李可列為火神派的大家，但李老自己好像並不認可，他對《傷寒論》推崇備至，認為自己應該叫古中醫學派。不過要是以對《傷寒論》的推崇來分派，那火神派也是一樣的，都應該叫張仲景派。

羅列這麼多名家對陰陽的評述，有重陽的，有重陰的，有陰陽並重的，不管觀點正確與否，各代各醫家對陰陽的重視是一樣的，無陰陽則無中醫，但各醫家不管對陰陽是如何理解的，你可以發現，都表述的是陰陽本身，就像每個人都已經理解了陰陽一樣，到底人體哪些屬陰哪些屬陽呢？準確的分辨陰陽到底對治病有什麼意義？還是沒有回答。

三、陰陽互爲根

陰陽這兩個簡單的字眼是如此的抽象，以至於歷代大家都只是表達了陰陽的相互關係，而何為陰？何為陽？除了在易經範疇內的解釋之外，從無抽象以外的回答，如何把抽象的概念轉換成容易理解的東西呢，只有為陰陽找到相對抽象概念非常接近的比喻，才能讓大多數人理解，我用具象的名詞來描述一下，我們可以設想「陽」就相當於我們生活中的錢，「陰」就相當於我們日常生活中的「物」。錢是無形的，陽亦然，物是有形的，陰也是如此。錢與物的關係是什麼樣的呢？錢與物既是兩種東西，又是一回事，因為它們是可以相互轉換的。錢與物哪個重要？當然是錢重要，有錢就可以買東西嘛，這就是陽生陰長。陽虛的人就是我們生活中的窮人，溫陽的藥物就像督促他去工作賺錢一樣。陰虛的人就是生活物質匱乏的人，這其中也可能是因為沒錢導致的無力消費，也有可能是有錢但是由於種種原因沒有改善生活。我來逐一分析一下：

陰虛的人有兩種情況，一種情況叫真陰虛，也就是他陽氣充旺但不平衡，相當於生活中極度吝嗇的有錢人，家有良田萬頃，偏偏每日節衣縮食。現實生活中就有這樣的人，以他的經濟收入完全可以過上很瀟灑的日子，但由於節儉過分，一生精打細算，過得寒酸之極，連最基本的消費也能省則省，這就是中醫中的真正的陰虛模型。這類病人治起來容易得多，簡單的滋陰方劑幾天就見效。和生活中的模型一樣，他本身有錢，你強制他消費一下，生活馬上改善。滋陰就像你強制病人花錢改善他自己的生活，那還不容易嗎，有錢買點東西太簡單了，這種陰虛好辦，簡單的滋陰就好，他有錢你強迫他改善生活就是了。

有極少數人先天陽氣極盛，就像含著金鑰匙出生的幸運兒，一生幾乎沒有陽虛的時刻，就像現實生活中的貧富不均一樣，只能感歎人家有好父母了，在這個世界上真正的先天陽氣充旺的人是很少的，和現實世界的真正意義上的富翁也是很少的一樣。而正是這些本質上陽氣極足的一部分人容易出現陽氣偏亢，這才是絕對意義上的陰虛類型，如狂躁型精神病患者，甚至某些暴力罪犯。大部分的狂躁型精神病患者屬於陰虛陽亢，多見體壯神旺，冬不加衣，或露宿街頭，卻從無外感，陽氣外達而陰虛盡顯。《難經》說：「重陽者狂，重陰者顛。顛者多靜而抑鬱，乃陰盛而陽衰，易生寒痰而迷心竅，狂者多動而暴躁，乃陽盛而陰衰，致火邪亂其神明而妄行」，說的很像抑鬱型和狂躁型兩個極端的精神疾患。

另一種我叫它相對陰虛，這是最常見也最難判斷的，本身陽氣不足，他就沒多少錢，吃的喝的穿的用的自然也匱乏，表現雖是陰虛，其實陽虛才是根本。這時候溫陽為本，兼顧滋陰，賺錢才能改善生活。陰虛是相對於陽盛而言的，補陰之後可能隨時出現此消彼長後的陽虛，這是陰陽判斷之所以複雜的最根本所在，因為陰陽平衡在用藥中會發生變化。比如，有些糖尿病患者在某些時期就會表現的陰虛症狀，消渴，多飲多食，反倒消瘦，一派陰虛之象，但真滋陰卻不能解決問題。在這點上張錫純有心得，他說：「內傷之病，虛勞者居其半，而其人大抵皆陰虛陽盛，究之亦非真陽盛，乃陰獨虛致陽偏盛耳」。也就是說病人表現出的陰虛是假像，本質當然是陽虛，滋陰必然會出現這樣的情況：陰虛症狀暫時緩解了，但時間長了就不管用了，甚至更壞，醫家病人都莫名其妙。例如很多用六味地黃丸或是左歸丸等等的加減處方治療糖尿病的醫案就是這樣。六味地黃丸脫胎於張仲景的八味腎氣丸，在去除了肉桂、附子之後，演變成了單純的滋陰方劑，明白了陰陽就會知道，有些病滋陰雖見效，但是卻只是救急。就像家裡經濟來源不夠，不是靠多增加收入來改善生活，而是靠拆東牆補西牆買東西生活，後果可想而知。那既然本質是陽虛，先用溫陽之法如何呢？實踐證明也不行，須知陽為體，陰為用，缺一不可，雖本質陽虛，但陰虛表徵亦須緩解，有些人對陰陽的本質判斷是對了，但忽視了養陰，同樣也有問題。還以糖尿病為例，一些重陽的醫者鼓吹以純陽的大劑四逆湯、白通湯治療糖尿病，這同樣是危險的，相當於家裡吃的用的非常緊張，你卻讓全家拼命賺錢就是不花錢，累死累活生活越發拮据，這樣的生活照樣不行。受明清以來醫家重陰的影響，現代中醫滋陰派是主流，動不動就是陰虛，實際上各種陰虛症狀大部分都是假像，根本還是陽弱。如果外在看來陰虛症狀明顯時，急則治其標，可先滋陰，但決不能把滋陰做為治病的法則，要隨時關注陰陽的變化。

還是用張錫純的話來說明：「即其病真屬陽虛，當用補陽之藥者，亦宜少佐滋陰之品，蓋陰不虛而後可受參芪桂附也。」這樣的見解可說是已然妙悟陰陽之法，這樣的心得想來也是他在行醫過程中切身體會出來的。

陽虛也有兩種情況，一種是先天元陽不足，也就是父母給他先天注入命門之火衰微，這種人最麻煩，因為先天缺損不可補，任你人參、鹿茸、黃芪、靈芝當飯吃，最多也就是把原本的不多的陽氣啟動一點，就像一個完全沒有藝術天分的人，每日勤學苦練，最終能是個還不錯的匠才也就不錯了。這種人的治療要緩慢溫陽而且要終生護陽，生活理念最終要落到道家的節欲養生。

另一種陰盛陽虛的類型，應該這麼界定，父母給他的元陽不算很多，但也算正常，只是因為欲望和實際能力相比，妄念太多，損耗了陽氣，造成的相對陽虛。我們在生活中也可以看到這樣一種人，他家境雖一般，自身賺錢也不多，但不奢侈的話也是小康之家沒問題，但他偏偏熱愛奢華的生活，是個購物狂，以至於常常入不敷出，生活捉襟見肘。這種人就要用抑陰扶陽法，直到他量入為出為止。但是如果自身消耗不加節制，單純的醫生是救不了的，因為你補陽只會給他更多的消耗資本，陷入下一輪陽虛陰盛的輪迴。這種模型最典型的是很多古代的皇上，中國古代的絕大部分皇帝都非常注重壯陽，根本的原因是為了滿足永無止境的性欲。但是壯陽的藥物並不能真的增加元陽，所謂的壯陽更像啟動了原本封存的帳戶，但是皇上在現實生活中雖然富可敵國，但是自身元陽可未必比的了平常人，不壯陽他還知道自己是個身體意義上的窮人，日子慢慢過，一旦壯陽，哈哈，居然還有這麼多錢，肆意糟蹋一番，一命嗚呼了。歷代皇帝多有因陽脫犧牲者，典型的如東漢有個著名的荒淫皇帝漢成帝劉驁，就是寵倖趙飛燕、趙合德姊妹花的那位。為滿足和趙氏姐妹的歡愛，命人四處尋訪春藥，還別說真有道士貢獻了療效確切的壯陽丹，叫「慎恤膠」。野史記載這種藥很有奇效，只須一丸便可整夜和趙合德顛鸞倒鳳，不要說皇帝老兒這種神疲體衰的老將，就算身強力壯的青年，又哪裡經得起這般折騰？終於在一次酒醉之後，被趙合德榨乾了元陽，成就了「腹上死」，奔赴極樂世界的時候年僅 45 歲。

我們再回到錢與物的陰陽比喻中來看，陽為體，陰為用，陽既是錢，自然不患多，越多越好，可要深藏不露為好。既不可四處張揚，大手大腳的消耗，也不可做葛朗台那樣的極度節儉的富翁。錢多了自然買東西方便的多，但錢再多也禁不住胡亂花費，以秘為要才是根本。而陰為物，沒錢什麼也買不了，所以說陽生陰長，但錢再多就是不消費也不行。而真正的陽虛就麻煩的多，家裡東西倒是不少，就是沒錢。溫陽就像醫生強制病人打起精神去工作賺錢，所以滋陰可短時間見效，溫陽要長時間用藥，祝味菊說到「一日不足，一日用溫，終生不足，終生用溫」，真是振聾發聵的至理名言。

久病之人必然會出現陰陽兩虛的狀況，這也就好理解了，開始的時候陽虛陰盛，相當於生活用品足夠，就是錢不多，時間長了，沒錢買不了東西，自然生活慢慢拮据起來。所以，對久病的人，重陽也要重陰，以溫陽為根本，要兼顧滋陰，就像我們的生活一樣，錢是要用的，節儉是美德。但錢再多，不轉化成消費，生活永遠處在拮据中也不可取。有些醫生由於在陰虛理論下吃了虧，轉而過於重陽，也是有失偏頗的。重陽的人認為有陽自然有陰，陽生必然陰長，這就走入了另外的誤區。在陰陽的世界裡，二者互為依存，陽過盛則陰不足，陰過盛則陽漸虛，如果補陽則陰自生，就無法解釋精神亢奮型的陰虛患者的醫學原理，祝味菊對陰陽的理解最精確，曰：「陰不可盛，以平為度，陽不患多，其要在秘」。生活中我們當然不患錢多，錢越多越好，可再錢多也不能到處炫耀張揚，胡亂糟蹋，有計劃的安排生活就好，所謂其要在秘，而我們的消耗應該是適度的，既不宜過分節儉，也不宜過分鋪張，這就是所謂的以平為度。所有的原則都是要達到陰平陽秘的要旨。

理解了錢與物的關係，也就離理解陰陽的真正內涵不遠了。

四、陽虛與陰虛的判斷

在《黃帝內經》中說：

> 陽勝則身熱，腠理閉，喘粗為之俯仰，汗不出而熱，齒乾以煩冤，腹滿死，能冬不能夏。陰勝則身寒，汗出，身常清，數栗而寒，寒則厥，厥則腹滿死，能夏不能冬。

簡單的說陽盛的人不怕冷怕熱，陰盛的人怕冷不怕熱。對陰陽的判斷如此重要，但終須要落實在病人的具體表現上，簡單的怕冷還是怕熱畢竟不能涵蓋全部的陰陽判斷，根據《黃帝內經》的定義，鄭欽安在這一點上給出了表述：

> 余考究多年，用藥有一點真機，與眾不同。無論一切上、中、下部諸病，不問男、婦、老、幼，但見舌青，滿口津液，脈息無神，其人安靜，唇口淡白，口不渴，即渴而喜熱飲，二便自利者，即外現大熱、身疼、頭痛、目腫、口瘡，一切諸症，一概不究，用藥專在這先天立極真種子上治之，百發百中。若見舌苔乾黃，津液枯槁，口渴飲冷，脈息有神，其人煩躁，即身冷如冰，一概不究，專在這先天立極之元陰上求之，百發百中。

雲南吳佩衡總結了陰陽辨證十六字訣，和鄭欽安一脈相承：

> 陽虛特徵：身重惡寒，目瞑嗜臥，聲低息短，少氣懶言。兼見口潤不渴或喜熱飲，口氣不蒸手。
>
> 陰虛特徵：身輕惡熱，張目不眠，聲音洪亮，口臭氣粗。兼見煩渴喜冷飲，口氣蒸手。

其中「兼見口潤不渴或喜熱飲，口氣不蒸手」與「兼見煩渴喜冷飲，口氣蒸手」的判斷最簡單實用。

醫生對陰陽的判斷準確與否直接決定著處方的準確與否，但是這些看起來明明白白的文字是不是仍然覺得難懂？我再用錢和物的比喻來演繹一下，像「目瞑嗜臥，聲低息短，少氣懶言」這樣的描述，像不像生活中因為沒錢的垂頭喪氣？生活中的很多煩惱是沒錢的煩惱，生命中的很多煩惱也是陽氣不足的煩惱，幾乎沒有區別。這種判斷的準確性極其重要，比如像抑鬱症，中西醫眾說紛紜，什麼壓力大造成的，缺乏某種微量元素等等不一而足的猜測，西醫的治法就是服抗抑鬱藥加心理輔導，實踐證明效果並不佳。而如果明白了錢和物的比喻，就知道抑鬱症是典型的陽虛，是因為對自身能力不足產生的無奈焦慮持續引發的身體陽氣消耗，就是身體沒「錢」很多事做不了，以至於最終失去了生活的欲望。李可就在他的《疑難雜症醫案集》中稱用回陽法治好了 100 多例抑鬱症患者，效果奇佳，身體的陽氣恢復了，就相當於生活中再不用為錢發愁，心態自然陽光起來。產後抑鬱同樣是這個道理，因為懷孕生產過程產婦陽氣消耗極大，造成的產後陽虛，就像現實生活中添置了一件極貴重的物品造成了一時的沒錢一樣，大劑回陽是不二法門。現實生活中的富翁拿錢買不來身體的陽氣，但是對症的中藥可以啟動身體原有的陽氣，這就是明白陰陽的意義。如果不明白抑鬱症是陽虛造成的，李可現成的成功治療方案別的醫生照樣不會用，也不敢用。需要指出的是抑鬱症的根源是欲望和能力不匹配造成的心理障礙，或愛而不得，或欲而不得，或被壓榨無力反抗，核心還是有所求而不舍。由於種種心理問題積累損耗了身體的陽氣，就算治好了，也要通過調整人生目標，不去奢求太多世俗的「得」，才能避免身體陽氣的「失」。道德經說得好：「名與身孰親？身與貨孰多？得與亡孰病？甚愛必大費，多藏必厚亡。故知足不辱，知止不殆，可以長久」。

我們再看看陰虛的「身輕惡熱，張目不眠，聲音洪亮，口臭氣粗」的描述，像不像一個有倆兒糟錢兒，飛揚跋扈，素質極差，公眾場合大聲喧嘩，不願意洗澡刷牙嘴裡臭烘烘的土豪形象？道理相同，滋陰就類似於讓他把錢花在應該花的地方，好好講講衛生，正經花點錢提升一下生活品味，別一天到晚的展示他窮的只剩錢的自以為是的土鱉樣兒。

身體的陰陽變化就是這麼玄妙的和世間百態不可思議的聯繫著。

五、氣血即陰陽

在中醫的世界裡氣血這兩個字是最常見的，動不動就說氣血兩虛，那到底什麼是氣？什麼是血？所謂氣，中醫的含義不僅複雜而且混亂，有元氣、腎氣、肝氣、肺氣、脾氣、胃氣、真氣等等叫法，也有中氣下陷、氣血淤滯、氣機不暢等說法。不要說老百姓，就是中醫自己都沒搞清這些氣在哪，可偏偏中國人大部分都從小沉浸在中醫的文化中，對這些糊里糊塗的叫法似乎都能理解似的。中醫之氣太過虛幻，是否定中醫的人士攻擊的目標之一，實際上中醫之氣血和陰陽五行一樣仍然是哲學概念。

如果把氣理解成一種有形的物質，就永遠也不可能摸到中醫的精髓。這和在經絡研究中，花費了大量的人力物力來找實物一樣，南轅北轍，出發點就是錯誤的，研究越深越糊塗。

如果要想理解氣到底是什麼，要從道家哲學入手，從陰陽入手。道的理念是天地初始，渾然為一；混沌初開，始分陰陽；物分天地，人有男女。是基於這樣的理念，既道生一，一生二，二生三，三生萬物。道的理念不是虛幻的，物理學的終點其實也是「道」，在宇宙的大爆炸理論中，宇宙的本源也是「一」，是一個無限小的奇點，這一理論模型得到了當今科學研究和觀測最廣泛且最精確的支持。宇宙學家通常所指的大爆炸觀點為：宇宙是在過去有限的時間之前，由一個密度極大且溫度極高的太初狀態演變而來的。根據 2010

年所得到的最佳的觀測結果，已經證實，這些初始狀態大約存在發生於 300 億年至 230 億年前，並經過不斷的膨脹與繁衍到達今天的狀態。

在人的身上，中醫也借用了這樣的概念。中醫有一個假設，這個假設就是人體在我們的父母孕育時植入了一種叫「元氣」或者「元陽」的東西。這構成了我們生命的基礎物質，一切後來的生命演化都是在這個元氣的基礎之上的。就像道家所說的「一」，為了避免和呼吸的「氣」混淆，道教為此造了一個同音字「炁」，這種「炁」無法用量化的資料來測量，但它是實實在在的存在的。一個顯而易見的證明是，不同的父母決定著孩子的先天稟賦的不同，決定一個人出生時的各種看得見摸得著的指標的高下就是個人先天的元氣的多少。鄭欽安說：「人身一團血肉之軀，全賴一團真氣運於其中而立命」。「真氣」也罷，「元氣」也罷，「元陽」也罷，名雖不同，意思差不多。

在《靈樞決氣》中黃帝曾問：「余聞人有精、氣、津、液、血、脈，余意以為一氣耳，今乃辨為六名，余不知其所以然。」可見這個概念是很難弄明白的，連黃帝都說本來是一氣，怎麼又是兩個說法，而且概念重迭。這時候岐伯說：「兩神相搏，合而成形，常先身生，是為精，何謂氣？上焦開發，宣五穀味，熏膚、充身、澤毛，若霧露之溉，是謂氣。」

這裡邊岐伯為了不將氣的概念搞混，特意把通常意義上的先天的元氣叫做「精」，而單獨解釋了一番「氣」的概念，實際上這裡的氣的概念已經不是名詞，而是一個過程了。

綜上所述，中醫的氣的概念實際上是多重的，既有先天之真氣，也有後天之運化精微之力的過程；既有大的概念的元陽，也有具體五臟的實際活力的小概念，如肺氣、肝氣等。在大的概念上經常是精、氣、神三者不分的，實際上是一個意思，在小的概念上就是局部的實際功能的描述。

同時，古人用詞又常是一詞多義的，概念經常延伸，即使給出了定義，也會借做它用。《內經》中也有諸如營氣、衛氣、邪氣、四時氣、氣道等概念描述，這就完全屬於借用了，似是而非，要在具體應用上具體分析了。

中醫之血和血液有一定關聯，但含義廣泛的多。如果用現代詞語界定古代中醫意義上的「血」，那麼對血的定義應為滋養之物，基本能夠表達血的全部含義。這比氣這個詞的現代漢語描述準確的多，但還是相對抽象了些。我覺得也可以用津液表述可能更準確。所謂血，基本包括我們現在看得見摸得著的人體的所有津液，有血液、唾液、體液、精液、眼中的潤滑液等等。血充足，則人面色紅潤，肌膚飽滿豐盈，毛髮潤滑有光澤，精神飽滿感覺靈敏活動也靈活。血虛者必然口中唾液少，雖喝水而不生津，貧血、眼睛乾澀、男的精液稀少、女的陰道乾澀，可知年老者幾乎必血虛。

為了便於理解，我還是做個現代社會的看得見摸得著的比喻吧。如果把一個人比作機器，可以這樣理解氣血，用現代的語言講，氣就像機器的電力系統，血就像提供機器正常運轉的水、電、油等一切養料。內經曰：「氣主噓之，血主濡之」。噓就是吹氣、吐氣的含義，指內在的動力；濡指滋養，氣充有助血生，血足有助氣旺，血與氣就是陰與陽的化身，在氣血概念中和陰陽完全一樣，陽無形，氣也無形，看不見摸不著，陰成形，血亦有形，可以有具體形態。氣血一如陰陽般互相依存，相輔相成。張景岳說「補陽者必于陰中求陽，善補陰者必于陽中求陰」。在氣血上道理相同，血為物，氣為使，養血必補氣，不補氣而養血必有壅滯，就像空有一堆戰備物資卻沒有運輸的部隊。單純的補氣也必須有血旺之前提，血虧時補氣不養血，徒耗陽氣，如同一群鬥志昂揚的部隊，就是後勤補給太差，戰事往往事倍功半。

六、今古陰陽辯

有證據表明，現代社會的平均壽命比古代長得多，人們都知道古代的諺語說過「人生七十古來稀」，說明在古代活過七十歲的人很少。現在八九十歲的人隨處可見，是不是說明我們現代人比古人更強壯呢，事實卻恰恰相反，相同年齡段的現代人比不了古代人陽氣充旺，這裡面原因是多方面的。古人壽命短主要一是因為醫療條件差，經常一點小病就要了命，在古代真正有病就能有醫生看的家庭是很少的，更何況真正的明白的醫生也沒多少。另外古代有個大問題，就是農業科技低下，食難用飽，物質補充不足，雖有養生之道，奈何吃不飽穿不暖，物質匱乏的時期居多。縱觀中國歷史幾千年，既無內戰也無外患的時光也少的可憐，饑飽勞碌，戰爭連年，要想長壽也不容易。我們現代人的長壽要感謝最近幾十年的世界和平，各種科技進步給人類提供了豐富的營養，還有就是西方醫學的疫苗極大的遏制了傳染病的蔓延。但現代人雖壽命長，生活品質卻很難說就一定比古人好，絕大部分老年人拖著幾十年的慢性病得到了長壽的稱號。據 2020 年的統計資料顯示，在中國內地人的壽命平均為 72.5 歲。而在 1981 年，這個數字僅為 67.8 歲。除了數字上的提升，現在的人看起來也更年輕了。常有三四十歲的人臉上絲毫沒有歲月的痕跡，人到中年看起來仍像青年。與此相反的是國內一項調查資料顯示，女性更年期平均年齡從上世紀八十年代統計的 49 歲提前到 46 歲。男人的情況也差不多，中國性學會一項調查結果表明，男性的衰老年齡比上世紀八十年代末大大提前，原本應在 60 歲以上才出現的更年期症狀，已出現在不少 40 歲左右的男性身上。

這就成了奇怪的現象，既然人的壽命在不斷提高，看起來也比以前年輕，怎麼衰老大大提前了呢？其實，實際身體的衰老和外表看起來年輕並存是不矛盾的。身體內部的變化多是悄悄發生的，儘管衰老一定有外部的表徵，如走路的輕盈與否，記憶力的減退與否，性能力變化等等，但有時候外表未必看得出來。隨著人們對皮膚護理的重視，減少日曬、使用護膚品等，都可以使皮膚看起來比上一輩年輕得多。可以說外表年輕的同時很多人的生理壽命增加了，但「健康」的壽命卻縮短了。洪昭光就說：「許多現代人的真實寫照是30歲的身體50歲的心臟，40歲的身體60歲的骨骼。」就個體而言，古代陽氣充旺的人在人群中的比例比我們現在高得多，主要是古代的人生活簡單，有助於養陽，但大部分人平素營養匱乏，造成陰虛較多，陽虛只見於少數先天不足的人。而在我們現在的現實生活中，陰虛陽虛的比例卻相反，陽虛隨處可見，真正的陰虛百中無一，原因有三：

其一，現代人的生活誘惑多多，飲食睡眠皆無規律。《黃帝內經》開篇就說：「上古之人，其知道者，法于陰陽和於數術，飲食有節，起居有常，不妄作勞，故能形與神俱，而盡終其天年，度百歲乃去。今時之人不然也，以酒為漿，以妄為常，醉以入房，以欲竭其精，以耗散其真，不知持滿，不時御神，務快其心，逆于生樂，起居無節，故半百而衰也。」《黃帝內經》托黃帝所作，但據考證是春秋時的著作，距今二千多年前的古人在作者看來還起居無常呢，我們今天如此豐富多彩的夜生活該算什麼？現代社會尤其是近些年的各種媒體的存在，晚上睡覺和古代相比晚得多，古人講日出而作，日落而息。我們的祖先早就認識到過度繁勞及頻繁的夜生活對人體陽氣的消耗是很大的。《黃帝內經》說：「陽氣者，一日而主外，平旦人氣生，日中而陽氣隆，日西而陽氣已虛，氣門乃閉。暮而收拒，無擾筋骨，無見霧露，反此三時，形乃困薄。」也就是說，即使在一天之中人的陽氣都有一個生長、充旺、衰落的過程，到了晚上自身陽氣相對就差了，宜修養，慎勞作，若熬夜過多必然更增陽氣損耗。

其二，現代飲食妄用寒涼，積習成弊。在古代沒有製冷技術，人們想在夏天吃點涼涼的解暑的東西難得很，盛夏之時要是能喝上一碗冰鎮的蓮子粥，那是極奢侈的享受。現在不然，不僅夏天到處是冰鎮的東西，由於冰箱的存在，雪糕、冰淇淋已經是四季的食物。年輕時自恃陽氣相對充足，寒涼之物入腹即化，豈不知這些冰冷冷的東西是要靠我們的五臟六腑的熱力來溫化的，天長日久，陽氣消耗不言而喻。在《紅樓夢》裡有這樣一個場景，大家坐下喝茶時，因天氣冷，薛姨媽讓大家喝點酒。上酒時，寶玉不要溫酒，要冷酒，寶釵便勸他：「虧你是個博覽群書的人，大冷天還敢喝冷酒。酒性最熱，熱著喝下去，發散就快；冷著喝下去，便凝結在身體裡面，你得用五臟去暖它，豈不等於你受了傷害！」寶玉一聽，趕緊叫人換上暖酒。說明在古代慎用寒涼是大多數人的共識，知道涼東西進到胃裡是要消耗自身陽氣的。

另外，清初溫病學說逐漸興起，有清一代，醫家於溫熱治法最有心得，以為天下傷寒百無一見，溫病處處皆有。在用藥多以寒涼輕靈為風氣，相延日久，則形成一種崇尚陰柔，恣用寒涼的流弊。所用之藥大都是桑葉、麥冬、石斛、菊花、金銀花、連翹、薄荷之類的所謂輕靈之品，給醫界帶來不良影響。加上西醫日盛，今人濫用炎症理論，中醫本就謬論一籮筐，西醫的長處沒學來，消炎的概念倒是接受了。以為中醫苦寒之藥足可用與西醫的抗生素相提並論，以至於降火不僅在醫家盛行，普通百姓動不動也總是說上火了。從醫藥到飲食到處一片刺骨寒意，電視裡天天喧囂著喝涼茶，恨不得讓天下所有人都認為自己上了火。中國人本就陽氣匱乏，如此荒謬的醫學生活理念，又有多少可供糟蹋？

其三，現代人的體質下降造成的惡性循環。一個人的先天陽氣充旺與否，主要靠父母在孕育其生命時，雙方給與受精卵注入的原始能量的多少。在 19 世紀以前的世界，人類面對疾病大半靠自身抵抗力，能夠看醫生的少之又少，就算看醫生，也經常無法抗拒傳染病的危害，就算是皇家，小孩子早夭的事情也是經常發生的。史書記載清代自順治定鼎北京到宣統帝滅亡，共經歷了 10 位君主。除同治、光緒、宣統 3 帝沒有子嗣外，其他 7 個皇帝總計生有子女 146 人，平均每人生育 21 人。其中 15 歲以前即夭折的竟有 74 人，占到了 50% 以上，要知道那是在帝王家呀，全天候的醫療服務也擋不住小皇子們的天災人禍，尋常百姓自然更加聽天由命了。這樣就客觀上形成了人種的優勝劣汰，陽氣不足抵抗力不強的人在瘟疫來襲時就完蛋了，劣勢基因大都不被傳承，於個體而言生活在那樣的環境是悲劇，於群體而言卻是順應自然的結果，未嘗不是好事。進入二十世紀以來，隨著西醫的昌明，疫苗給人類帶來了前所未有的福音。大規模的瘟疫少之又少，加上抗生素的出現，新生兒的存活率極大的提高。但這樣一來，另外一個問題就出現了，不管一個人體質多差，只要他還有生育能力就會留下後代。比如一個孩子在母體中未足月而早產，生下來一直體弱多病，明顯的陽氣不足，等他再結婚再生孩子的時候，一個差的基因就這樣傳承下來了。這樣的情況越來越多，而陽氣充足的後代因為愛情並不一定喜歡同樣精力旺盛的另一半，說不定偏偏就喜歡柔柔弱弱的，強勢基因也慢慢被中和，幾代幾十代下來，形成了劣幣驅逐良幣的無奈局面。

這就形成了一個奇觀，一方面，隨著生物科技的進步，人類不斷克服各種疑難雜症，人類平均壽命不斷延長；另一方面，更多人被各種惡性疾病所折磨。年輕人普遍亞健康，青年男女普遍性欲低下，生育能力低下，全世界範圍內每十對夫妻中就有一對不育。在中國，形勢更為嚴峻，每七對夫妻中就有一對生育困難。這真是人類的悲哀！

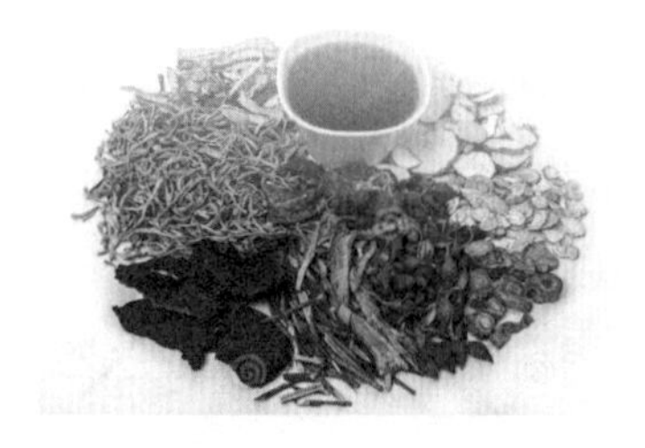

第二章　五行與中醫

在理解中醫之前我曾反覆的問自己，中醫的五行學說有道理嗎？二千年前的古人的認知是科學的嗎？有關中醫的金、木、水、火、土與心、肝、脾、肺、腎的對應關係就算是個最普通的中醫也都說得出一二來。五行相生相剋是中醫治病的重要理論框架之一，但是五行理論至今沒有得到中醫以外的科學界認可，甚至被認為是中醫偽科學的主要標誌。一個著名的反偽科學的學者就曾旗幟鮮明的抨擊過五行理論，他說：「中醫的陰陽五行，簡直不知所云，越聽越糊塗。應該說中醫裡的陰陽五行是典型的偽科學。但是西醫的很多問題卻搞得清清楚楚。拍 X 光，做 CT，哪裡有問題都看得很清楚，不需要說什麼陰陽怎麼樣，做個手術就解決了」。民國時期的廢除中醫運動也和中醫的陰陽五行理論不被現代科學認可有關。

鐵杆中醫有個說法叫：西醫是明明白白的把人治死了，中醫是稀里糊塗的把人治好了。以此來說明即使中醫理論不行，療效卻比西醫高明，這種說法便如憤青愛國，看似大忠，實則糊塗。且不說中醫未必糊里糊塗就能治好病，要不然較之西醫也不會如現在這般式微，就算真的治病有一套，也不能理論是糊里糊塗的。如果中醫不能在理論上說服人，永遠不能得到科學的名聲，即使治好了西醫認為的絕症也會被認為是誤打誤撞，充其量中藥的某些療效得到認可，而作為中醫的靈魂的理論永遠在半醫半巫間遊蕩。

在西醫昌明之前，中國人生病了唯一的辦法就是看中醫，儘管在我今天看來即使在古代也沒幾個明白的大醫，為百姓排憂解難的同時估計也治死了不少人，但那時候中國人沒任何選擇餘地，所以懷疑中醫反對中醫的聲音也就沒有。到了西醫傳入中國，一支青黴素就把中醫打得落花流水，中醫束手無策的很多傳染性疾病都在西醫那裡得到了有效的控制。療效就是硬道理，在中西醫的優勢較量中國醫節節敗退，所以，民國時期的文化反思到中醫這個領域就出現了廢止中醫的呼聲，要不是中醫在某些領域某個人上的獨特療效，中醫說不定真的廢醫存藥了。在近代的很多名人都明確的反對過中醫，最著名的要算是魯迅。魯迅的文章記載了他父親患病纏綿四年多時間，家裡不斷延請家鄉中醫和名中醫為父親診治，為酬醫和購買中藥，魯迅經歷過多次到當鋪借錢的窘境。可是，父親的病還是未能治癒，終而逝去。魯迅目睹父親生前受疾病折磨的痛苦情狀，以及中醫為父親診治的過程，感觸很深，悲憤不已。在《父親的病》一文中寫道：「陳蓮河的診金也是一元四角…他一張藥方上・總兼有一種特別的丸散和一種奇特的藥引。蘆根和經霜三年的甘蔗，他就從來沒有用過。最平常的是『蟋蟀一對』，旁注小字道：『要原配，即本在一巢之中者。』似乎昆蟲也要貞節，續弦或再醮，連做藥資格也喪失了。」後來先生到日本學的醫學，這當然和中醫沒有任何關係，先生到日本學的是西醫，其實日本是認中醫的，只不過日本的中醫叫漢醫，和我們的中醫有似是而非之嫌，不過據考證魯迅先生日記的人說先生有後來買中藥的記載，那是後話了。

民國年間，孫中山先生患肝癌，協和醫院宣告束手無策時，報導說仍然不願服中藥。魯迅對此十分感動，寫道：

> 那時新聞上有一條瑣載，不下於他一生革命事業地感動過我，據說當西醫已經束手的時候，有人主張服中國藥了，但中山先生不贊成，以為中國的藥品固然也有有效的，診斷的知識卻缺如，不能診斷，如何用藥？毋須服。人當瀕危之際，大抵是什麼也肯嘗試的，而他對於自己的生命，也仍有這樣分明的理智和堅定的意志。

在一篇反中醫的文章中還舉例了近代的另一些名人對中醫的態度：如文人郭沫若說過，「中醫和我沒緣，我敢說我一直到死決不會麻煩中國郎中的。」傅斯年也表示過：「我是寧死不請教中醫的，因為我覺得若不如此便對不住我所受的教育。」清咸豐十年，曾國藩對其子曾紀澤患病身體虛弱十分焦慮，但叮囑千萬不要服鄉醫所開之方藥。因為「凡目所見者，皆庸醫也。余深恐其害人，故近三年來，決計不服醫生所開之方藥，亦不令爾服鄉醫所開之方藥。」臨終前身患重病，仍然拒絕中醫。嚴復在 1900 年也曾說：「聽中醫之言，十有九誤，切記切記。」儘管上述一些言論可能只是在特定歷史條件下一部份人的主觀看法，但無論如何，在西醫進入中國之後，做為國粹的中醫無疑沒有得到主流社會的認可。

一、源於自然的五行理論

最早提出五行學說的不是《黃帝內經》，五行理論最早記載於《尚書－洪範》，作者已不可考，但成書大約在西周，到陰陽學派形成，鄒衍把它演變為一種方術。在洪範中以金木水火土為萬物構成的五種基本元素，總結為：「一曰水，二曰火，三曰木，四曰金，五曰土。水曰潤下，火曰炎上，木曰曲直，金曰從革，土爰稼穡。潤下作鹹，炎上作苦，曲直作酸，從革作辛，稼穡作甘」。醫家著作《黃帝內經》則尊從人與自然渾然一體的樸素思想，把人體用五行分解，演繹了抽象的辨證的唯物主義哲學思想。

在《黃帝內經》中有這樣一個總體概括：

帝曰：余聞上古聖人，論理人形，列別藏府，端絡經脈；

會通六合，各從其經；氣穴所發，各有處名；裂谷屬骨，皆有所起；分部逆從，各有條理；四時陰陽，盡有經紀；外內之應，皆有表裡，其信然乎？

岐伯對曰：東方生風，風生木，木生酸，酸生肝，肝生筋，筋生心，肝主目。其在天為玄，在人為道，在地為化，化生五味，道生智，玄生神。神在天為風，在地為木，在體為筋，在臟為肝，在色為蒼，在音為角，在聲為呼，在變動為握，在竅為目，在味為酸，在志為怒。怒傷肝，悲勝怒；風傷筋，燥勝風；酸傷筋，辛勝酸。

南方生熱，熱生火。火生苦，苦生心，心生血，血生脾，心主舌。其在天為熱，在地為火，在體為脈，在臟為心，在色為赤，在音為徵，在聲為笑，在變動為憂，在竅為舌，在味為苦，在志為喜。喜傷心，恐勝喜；熱傷氣，寒勝熱；苦傷氣，鹹勝苦。

中央生濕，濕生土，土生甘，甘生脾，脾生肉，肉生肺，脾主口，其在天為濕，在地為土，在體為肉，在臟為脾，在色為黃，在音為宮，在聲為歌，在變動為噦，在竅為口，在味為甘，在志為思。思傷脾，怒勝思；濕傷肉，風勝濕；甘傷肉，酸勝甘。

> 西方生燥，燥生金，金生辛，辛生肺，肺生皮毛，皮毛生腎，肺主鼻。其在天為燥，在地為金，在體為皮毛，在臟為肺，在色為白，在音為商，在聲為哭，在變動為咳，在竅為鼻，在味為辛，在志為憂。憂傷肺，喜勝優，熱傷皮毛，寒勝熱，辛傷皮毛，苦勝辛。

> 北方生寒，寒生水，水生威，鹹生腎，腎生骨髓，髓生肝，腎主耳。其在天為寒，在地為水，在體為骨，在臟為腎，在色為黑，在音為羽，在聲為呻，在變動為栗，在竅為耳，在味為威，在志為恐。恐傷腎，思勝恐；寒傷血，燥勝寒；鹹傷血，甘勝鹹。

這是一段既簡單又深奧的古文，它表述的內涵卻不那麼簡單，對絕大部分中國人來說，就是這些字基本認識，但不知道它在說啥。這一段描述基本涵蓋了五行理論對中醫的全部概念，如果把中醫模擬自然科學，這些就是最基本的定理。後世醫家幾乎所有的相生相剋的理論基礎全部源於這裡。

那麼五行的相生相剋到底想表達什麼呢？為什麼中醫的治病原理要用五行學說？實際上五行學說是把人與自然高度抽象化的哲學理論，中國古代哲學的最大貢獻就是賦予了漢民族思維上的執簡禦繁的能力，在中醫的思維方式上就集中體現了中國古代哲學的歸納總結的高超技巧。

如果把這一哲學模型還原為自然或許對我們理解五行有幫助，黃帝內經有一個潛在的理論前提並沒有在文字上表現出來，那就是我們人類是自然萬物的一員，我們人類所有的一切，包括我們的身體都和自然界的萬物和諧共生。這實際上是中華文明遠古時期就存在的樸素的天人合一的思想，只是在我們的歷史發展進程中不斷的將這一理論闡明的更加寬泛，終於誕生了中醫治療和養生的偉大成就。

自然界中我們看到的高山大河、冬去春來、花開花落、風雷雨雪在古代哲學家看來都和我們人類息息相關。為了把自然界的物質分類表述的清清楚楚，上古哲學家把自然界所有的物質分為五大類，即為金木水火土，創建了自然界物質演化的哲學模型，表述為土生金，金生水，水生木，木生火，火生土。

如果我們把人和自然完全視為一體的話，我們可以把身體和自然一一對應，我們的五臟都代表什麼呢，在內經中言道肺屬金，生皮毛。金在自然界就是岩石，中國自古就是金石一體的，肺生皮毛，你看大自然的絕大部分植被不是長在岩石上嗎？

心屬火，「在天為熱，在地為火」，不就是太陽嗎？在《素問．靈蘭秘典論》又說：「心者，君主之官也，神明出焉。」心主神明，那當然，萬物生長靠太陽，所以是主宰地球萬物的神明。

肝屬木，所有自然界木性的東西都界定為肝，可以引申到所有的草木。在《靈樞．本神》還提到：「肝藏血，血舍魂。」

血是什麼呢，就是自然中的水嘛，大自然靠什麼儲存水分呢，是草木呀。

脾屬土，又說脾統血，《難經・四十二難》曰：「脾裹血，溫五臟」，自然中的水當然是土在統領呀，《素問・臟象別論》有如此陳述：「血者水穀之精也，源源而來，而實生化于脾，總統于心，藏受於肝，宣佈于肺，施泄於腎，而灌溉一身。」回溯到自然界應該怎樣表述呢？就是江河湖海奔騰不息，是受太陽的薰蒸而往復不止，藏於草木，流淌於大地山川之間。你看看，這簡直就是一幅描繪生動的自然灌溉圖啊！

腎屬水，主骨，生髓，開竅於耳。相對說來腎屬水較難理解，其實中醫之腎水和自然中的水有點不一樣，它更像是油水混合物。根據中醫腎的定義，腎尚黑，更像是石油。眾多醫家闡述腎有火性，也曾說腎為水火兼具之臟，實際上油水本是一體。中醫有種說法叫下水不濟必引上水相救，說的是腎虛的口乾舌燥類型。自然界中也是一樣，開採石油必然造成地面的水下滲。

所以說，五行是什麼？是一幅自然的生生不息的畫面，是陽光、高山、大海、河流、山川、樹木和生靈的自然畫面。是我們的祖先根據自然平衡聯想到人體平衡的一種抽象模型，用哲學的眼光來看是偉大的，用自然科學的角度去看是荒誕的。它和現代的解剖學是完全的兩回事，甚至越是明白解剖學越無法理解中醫。現在雖然都說和臟器的心肝脾肺腎有區別，但總是不自覺的攪在一起。比如說，中醫都說西醫之腎臟和中醫的腎不是一回事，那區別在哪裡呢？西醫的腎臟是個單純的器官，而中醫的定義是這樣的：《黃帝內經》稱它為作強之官。原文記載於《素問．靈蘭秘典論》中，曰：「腎者，作強之官，伎巧出焉」。 這兩句話的解釋在歷代醫家中有所分歧，作強是什麼呢？其實就是指精力充沛，意志堅定，有膽有識，敢於挑戰。腎主骨生髓，髓在骨內，髓足則骨強，所以能作強，而有力氣，事實上一個腎氣衰敗的老人是不可能作強的。「伎」就是運動敏捷，動作強健；「巧」就是心思縝密，心靈手巧。說的就是腎氣的強弱關乎體力的好壞，還關乎智力的高下。在《黃帝內經》不同地方的論述中腎表達為「先天之本」、「五臟之首」，為「機體的陰陽之根」。諸臟之陽全賴腎陽以溫之，諸臟之陰全賴腎陰濡之，「腎藏精」、「主骨生髓」、「腎主水」、「腎主納氣」等。綜上所述，中醫之腎實際上就是無形之元陽，大概包括解剖學中的腎臟、內外生殖系統、骨髓，甚至西醫意義上的心臟也屬腎。那麼可以知道那些人腎氣充旺呢？根據「伎巧出焉」的定義就很好理解了，那就是頭腦聰明或者身體強壯的人。歷史上的西楚霸王肯定是，傳說他力能扛鼎；那些耳熟能詳的著名運動員都是；愛因斯坦、牛頓等著名科學家當然也是，那些擁有超凡的智力和體力的人都是先天腎氣充旺的人。

二、五行的相生與相克

五行的相生相克是基於這樣一個樸素的假定，那就是自然萬物是由金木水火土構成的，人體亦然。只是人體的金木水火土幻化成了心肝脾肺腎的特性。在自然中金木水火土是和諧共生的，互為依存，互為牽制，在人體則體現在各個臟器的和諧共生和相生相剋。這就會產生一個疑問，既然五行相生，任何一個強大都會對相關的相生的下一個產生影響，那到底是相生在起作用，而使五個要素都相生相長呢？還是相克在起作用，而使五個要素因相克而俱損呢？這個問題從來沒人回答過，在這裡必須要引出一個概念，就是腎為先天之本，五行相生腎乃源頭。先天腎充則水生木而肝旺，木生火而心強，火生土而脾足，土生金而肺充，所有的相生都在腎源，否則一切無從談起。對一個先天腎氣不足的人，即使脾旺也不會因此生金，繼而生水以致腎旺。先天之本後天不可補，只可維持，有多少腎水就達到多大程度的五行相生。對先天還好只是縱欲過度的腎虛，可用金水相生之法。因為腎虧是糟蹋造成的，就像水庫原本的容量一樣，本就容量很大，把放水太多的現狀改變就好辦，想辦法開源節流就好了。本就容量不大，再怎麼節流，改變也有限，因為先天有極限。所以對先天腎氣不足的人，要更關注相克原理，使五臟皆不偏亢為要點。

五味與五臟

在《黃帝內經》中，五行是一個五臟和眾多的「五」相匹配的，包括五味、五色、五官、五音、五穀、五畜、五聲等等。有些對應實屬牽強，比如五畜、五音，但五味卻實實在在的真正應用在用藥和養生當中的，而且在哲學範疇是成立的，在藥性的指導上也是經得起實踐的考驗的。五味對應人體五臟，同時內經也明確的表述了五味偏嗜對五臟的危害。《素問·生氣通天論》中曰：

> 陰之所生，本在五味，陰之五宮，傷在五味。是故味過於酸，肝氣以津，脾氣乃絕；味過於鹹，大骨氣勞，短肌，心氣抑；味過於甘，心氣喘滿，色黑，腎氣不衡；味過於苦，脾氣不濡，胃氣乃厚；味過於辛，筋脈沮弛，精神乃央。是故謹和五味，骨正筋柔，氣血以流，腠理以密，如是則氣骨以精，謹道如法，長有天命。

在《黃帝內經》的五臟生成篇中又不厭其煩的說：「多食鹹，則脈凝泣而色變；多食苦，則皮槁而毛拔；多食辛，則筋縮而爪枯；多食酸，則肉胝䐢而唇揭；多食甘，則骨痛而髮落，此五味之所傷也。故心欲苦，肺欲辛，肝欲酸，脾欲甘，腎欲鹹，此五味之合五臟之氣也。」一方面將五臟對應五味，另一方面又不斷強調五味傷五臟，此間玄妙近乎悖論。那麼五臟和五味到底是什麼關係？如何才算不偏盛呢？

肝與酸

內經曰：肝主筋，藏血，開竅於目，其華在爪，在味為酸。為什麼給酸入肝呢，這是在給肝定義時決定的，《黃帝內經》給肝的定義就是以自然之木性定義為肝，木喜條達，強直則死。酸性收斂，有軟化之功，生活中的各種酸味也無處不在的起著收斂軟化的作用，如 VC 之酸，醋之酸，酸菜之酸都起著軟化血管，清除自由基的作用。實際上是因為在體內因酸入肝，肝氣舒暢，肝脾和順，藏血統血機能運轉良好而健康，並不是靠酸本身在直接起作用。

但中醫的理念是凡事均有度，不可偏盛。內經一邊說酸應肝，一邊又說不宜過食，酸啟動了肝氣，但用之過則肝氣過旺。木氣過旺則抑土，酸味可以補肝，但過多的酸會引起肝氣偏勝，就會克伐脾胃，形成木克土。如果我們吃入的酸味食物過多，會導致脾胃功能失調。由於脾主肌肉，其華在唇，酸味的東西吃得過多，就會使肌肉角質變厚，嘴唇也會失去光澤，並往外翻，也就是前邊內經說的「唇揭」。同時還常出現飯量減少、飯後胃脹、說話聲音低微等脾氣虛的症狀。自然中我們也可見到這種情況，枝繁葉茂的大樹底下根系過於發達，把土地板結的嚴重了，土地也就失去了活力，這就是木克土在自然界的經典示範。

心與苦

心主血脈，同時，《素問．靈蘭秘典論》又記載：「心者，君主之官也，神明出焉。」《素問．調經論》說：「心藏神。」所以亦主神明，開竅於舌，其味在苦。必須說明的是，中醫之心和我們的心臟沒關係。根據定義，中醫之心實際是現代解剖學意義上的人的大腦。如果非要把器官分配到中醫概念的五臟中，心臟更像是腎系統。在我們的生活中經常會聽到某某人說自己上火了，也會聽到吃點苦味的會清火，如苦瓜呀、薺菜、豆苗等，可見苦去火已經深入人心。可惜這是個誤區，只因中醫對火的定義以及大部分人對火的理解相差甚遠，有時候完全是兩回事，有時候又似是而非。

在中醫和普通意義上的火有三個概念，第一種是腎火，這個是最難理解的，張景岳叫它命門火，鄭欽安說是相火。由於中醫在大量的實踐中發現腎虛多有陽虛表像，如手腳冰涼、面色無神、少氣懶言、脈細無力等。因腎為先天之本，元氣所存，明顯是腎氣不旺，但腎為水臟，又同時確有陰虛之水虧的病人，所以醫家又認為腎為水火兼具之臟，水虧則火旺，火虧則水泛。前邊我已經說到，腎水之對應自然更像石油，色黑，而兼具水火兩性。這裡所說之命門之火其實是泛指人之陽氣，農村有句俗語，叫「傻小子睡涼炕，全憑火力壯」，這裡的火力，就是指元氣，也就是命門火，真火，相火。

第二種說的是心火，也有人叫它君火，現在有人給《黃帝內經》糾偏，說是心主神明不妥，應該是腦主神明。其實這還是把器官強加於中醫藏相概念中的誤區，在心的種種描述中，現代意義上的腦不過是中醫之心的一部分。有個叫李今庸的醫生在《我國古代對「腦」的認識》一文中，對於腦神與心神的關係進行了詳細考證。通過對「思」、「心」、「腦」等字形字義的考證，得出「古人認為心氣上於腦中則產生思維意識活動」的論斷，指出：「心為全身之主宰，腦神受心神所支配」的論斷。這個論斷應該說把中國古代心和腦的關聯表達得很清楚。在《難經》中也說心色赤，其臭焦，其味苦，其聲言，其液汗，中醫常說汗為心之液，這和心臟有什麼關係呢，當然這裡指心主神明而言，我們可以經常看到一個人焦急萬分時大汗淋漓的狀態。

所謂神明，就是我們的思想意識。所以凡欲以苦清之火，必是心之火，也就是說如果是著急帶來的牙疼可以解釋叫上火，這時候吃點苦味的東西是有助於緩解症狀的。有一次我聽到同事無意中說起的一個小事，從現實中印證了心火與苦的關係。他的孩子夏季得了痱子，幫他看孩子的親戚用農村的土辦法來處理，就是把苦瓜切成薄片，用之擦身，以苦瓜之汁來治療熱痱，居然效果很好。仔細想就明白了，夏季的痱子不完全是熱造成的，否則的話同樣熱為什麼小孩子容易起痱子呢。那是因為大人總是以自己的感受帶孩子，小孩子自己不能完全自主，熱了想玩水不讓，想去吹風不讓，想晚上出去乘涼不讓，心裡火急火燎的，是由於情緒而至心煩，也就是上火，這時候最適合用苦味緩解。

還有第三種所謂的「火」在人群中經常混淆，比如臉上起包，嘴唇乾裂，嗓子疼，這些大部分情況其實不是火，我叫它虛熱，中醫叫虛陽外越。是由於腎陽衰微，本來腎陽宜封藏，陰陽平衡時陽氣蓄而不發，處待命狀態，現在陰寒內盛，陰盛於下，致使陽氣不潛藏，就像窮人沒多少錢還要顯擺一樣，本質上是陰盛陽虛。在這一點上火神派最有心得，對常見的慢性咽炎、口腔潰瘍、牙齦腫痛、舌瘡、口臭、頭痛、面赤、目赤、內傷發熱等所謂「上火」——「假熱證」的辨認可靠而準確，療效可信而持久。

鄭欽安在《醫理真傳》中指出：

> 市醫一見虛火上沖等症，並不察其所以然之要，開口滋陰降火，自謂得其把握，獨不思本原陰盛陽虛。今不扶其陽，而更滋其陰，實不啻雪地加霜，非醫中之庸手乎。余亦每見虛火上沖等症，病人多喜飲熱湯，冷物全不受者，即此更足證滋陰之誤矣。又有稱桂、附為引火歸源者，皆未識其所歸，不知桂、附、乾薑，純是一團烈火，火旺則陰自消，如日烈而片雲無。況桂附二物，力能補坎離中之陽，其性剛烈至極，足以消盡僭上之陰氣。陰氣消盡，太空為之廓朗，自然上下奠安，無偏盛也，豈真引火歸源哉！歷代注家，俱未將一陽潛于水中底蘊搜出，以致後學懵然無據，滋陰降火，殺人無算，真千古流弊，醫門大憾也。

對這種虛熱在《傷寒論》的少陰論治中有明確的描述，

「少陰病，下利清穀，裡寒外熱，手足厥逆，脈微欲絕，身反不惡寒，其人面色赤，或腹痛，或乾嘔，或咽痛，或利止脈不出者，通脈四逆湯主之」，「病人脈陰陽俱緊，反汗出者，亡陽也，此屬少陰，法當咽痛，而複吐利」，「嘔而脈弱，小便複利，身有微熱，見厥者難治，四逆湯主之。」這種情況主要是由於寒涼藥的誤用泛用，以及冷飲、冰箱食品的大量食用，導致的少陰抵抗無力的表現，和世俗所說的上火完全相反。如果用清熱之法必然是南轅北轍，可惜這樣的誤區即使在醫界也是經常出現，而大眾中自認為上火而吃清熱解毒之藥的人更是在所多有。陰寒所致的虛火牙痛、虛火喉痹、口瘡，面部陣陣烘熱、手足心熱、唇口紅腫等都有可能是虛陽外越的範疇。然此類病證和陰虛有熱極易混淆，辨別之法可參看前述之陰陽概論。

過用苦則傷肺。引發心氣偏勝，就會火克金，生活中過用苦味的現象我還沒見到，就算迷信苦味去火的人，也吃不了兩天，倒是在中醫用藥上值得注意，中藥中苦味占很大一部分，不要以為良藥必然苦口，尤其是慢性病的需要吃很長時間中藥的人尤其注意，常常因過偏而誤傷肺氣。

腎與鹹

腎主骨，開竅於耳，其華在髮，其味鹹。世間唯一的鹹就是鹽，鹹入腎是指鹹味可以啟動腎陽。自漢代至清末，鹽都是政權專賣制度，因為人必須吃鹽，這是完全不可能不用的必需品，再沒有比鹽專賣更讓封建統治者可以對百姓間接收稅的斂財工具了。農村人有一個樸實的體會，那就是如果連著幾天不吃鹽，幹活就沒力氣。現代實驗證實，10 天左右不吃鹽，人就會出現食欲不振、四肢乏力、頭暈等現象。嚴重者可出現厭食症、噁心、嘔吐、心率加快、脈搏無力、肌肉痙攣、視力模糊、反射減弱等症狀。

古代俚語中有句話：「想解饞，辣和鹹」，稍稍口味重一點是很多人解饞的方式之一，就算山珍海味，不加鹽也是難以下嚥。既然定義為鹽是在調動腎陽，味道鹹點又好吃，那鼓舞腎陽不是更有生命活力和感受美味了嗎？其實不然，適量與過量之間有著天壤之別。攝入過多就是調動了太多的腎陽，要知道腎喜封藏，就是說妄動腎氣是大忌。你的腎陽總量是固定的，過量攝入食鹽對身體的傷害和人為的縱欲過度幾乎是一樣的。口味重又有興趣的人可以試一下減少鹽的攝入量，當他的身體一直在超負荷運轉，或者更直白的說那是一直靠鹽調動腎陽在支撐著所謂的旺盛精力，這樣一個長期嗜鹽的人突然按照世界衛生組織建議的食鹽攝入量生活，一定會出現萎靡不振，嗜睡，乏力等現象，但是從另一方面講，那是身體被強制的休養生息。

在現代醫學領域，已經明確的說明過多攝入鹽會導致高血壓。通過對群體調查結果進行分析，高鹽飲食的人群，其高血壓的發病率遠遠高於低鹽飲食的人群。我國高血壓患病率年均約 7%，而且呈北高南低的明顯差異，這和地區間鹽分攝入量的高低分佈變化呈現出明顯的相關關係。

腎主骨，過用食鹽就是伐腎，必致骨受損，中醫從理論上早就明確了嗜鹽將導致骨質疏鬆，現代醫學的跟蹤實驗也為這一理論提供了注解。有研究表明，食鹽量過大是導致骨質疏鬆的罪魁禍首。因為腎臟每天都會將過多的鈉隨尿液排出體外，每排泄 1000 毫克的鈉，同時損耗大約 26 毫克的鈣。人體需要排掉的鈉越多，鈣的消耗量也越大，最終必然會影響到骨骼的正常生長。《黃帝內經》中還說：「病在骨，無食鹹。」如果骨頭有病，就不要再吃鹹的東西，因為鹹的東西會加重骨頭的病變，使骨頭的病不容易治療。在古代醫學記載中，骨折的治療過程，郎中是要求病人盡可能不吃鹽的。

西醫說高血壓原理不明，不按照中醫的思維方式去想，再過一萬年也不會搞明白的。其實就是鹹味過多的損耗了腎元而導致的腎氣消耗過重，為了維持身體的各器官的正常運轉，心臟就像在鞭打下勞作，只好增大輸出壓力，長此以往，壽命可想而知。鹹味可以啟動腎氣，過用鹹味引起腎氣偏勝，就會克伐心，形成水克火，如果我們吃入的鹹味食物過多，就會損傷心的功能，心主神明亦主血脈，其華在面，過食鹹味的人脈相必澀，面色必缺少光澤。生活中很多面色發黑而無光的人都有高血壓心臟病，一望即知。這就是《黃帝內經》說的「多食鹹，則脈凝泣而色變」。這句話的意思是說，如果吃得太鹹，則會導致血脈凝聚不通暢，血脈凝聚不通暢會使人的面色變灰黑。那就是傷腎的表現，面色黑是腎虛的特徵。現代醫學也證實，鹽攝入量過多引起的高血壓如果不及時控制，很容易引起腎功能損害。

脾與甘

脾主肉，開竅於口，味性甘，就是說脾的強壯與否決定著肌肉的強壯與否。所謂甘，不僅僅是糖，很多人誤解說糖尿病是吃糖引起的，這是沒有理解糖的真正範圍。我們的主食中大部分屬甘，尤其是麵食。澱粉類食物中的麥芽糖、葡萄糖是滋養我們身體的重要食物，如果一定要給食物也下一個藥性的定義的話，絕大部分的食物都叫味甘性平。中醫講腎為先天之本，脾為後天之本，也就是說，腎氣充旺與否是爹媽給的，屬先天產物，如果不足的話也就沒辦法了；脾之強弱可是後天可以改變的。怎麼能保證脾的壯實呢，那就是適當的飲食，五穀為養，既要保證足夠也不可貪食。加之體育鍛煉，因為脾主肌肉，強壯的脾可以有強壯的肌肉，反之亦然，強壯的肌肉也會促進脾胃的強壯，二者相輔相成。

甘可健脾但過之則傷腎。過多的甘味食物會引起脾氣偏勝，就會克伐腎，形成土克水。如果我們吃入的甘味食物過多，就會損傷腎的功能。由於腎主骨藏精，其華在髮，因此甜味的東西吃多了就會使頭髮失去光澤、掉髮。同時還常出現腰膝酸軟、耳鳴耳聾等腎精虛的症狀。生活中我們可以看到很多的小胖子，大部分是愛吃甜食的，你很少看到一個胖胖的人有濃密的頭髮。當然，頭髮好不僅僅是少食甜食那麼簡單，但過食甘損腎陽是肯定的。青少年的肥胖已經是成年時期不孕的主要根源，就是因為脾土過旺而克腎水。過食甘味的最大危害當然是糖尿病，而糖尿病的典型症狀就是脾腎兩虛。要知道甘味雖健脾，但過用脾旺只是暫時的，由於相當於脾的過勞現象，很快就會陷入脾虛的深淵，這在後面還會詳細提到。

肺與辛

肺主皮毛，開竅於鼻，其味在辛。在現代醫學中把肺和皮毛聯繫在一起是荒謬的，而在中醫的概念中，必須要把實質性的器官的肺與中醫概念的肺完全分開。當然五行與五臟都是如此，只是肺主皮毛更難理解。《素問·病能論》說：「肺為藏之蓋也。」又說肺為嬌臟，肺朝百脈，我們可以這樣理解，在體內，肺為五臟六腑的氧氣袋；在體外，皮膚是全身的氧氣袋，事實上皮膚也真的要呼吸的喲！很多外感風寒僅僅就是因為皮膚汗毛孔的急劇收縮，是皮膚不透氣造成的體內鬱熱無處疏泄，只需要用開散之法，迅速就可以緩解。應該說皮膚是肺在體表的影子，相對說來肺開竅於鼻，最好理解。像肝開竅於目，腎開竅於耳都比較抽象，而肺開竅於鼻最直接，是呼吸系統一體的嘛，鼻的通氣和嗅覺功能，都必須依賴肺氣的宣發作用。肺氣宣暢，則鼻竅通利，呼吸平穩，嗅覺靈敏；肺失宣發，則鼻塞不通，呼吸不利，嗅覺亦差。「肺氣通於鼻，肺和則鼻能知臭香矣」（《靈樞·脈度》）。

臨床上也常把鼻的異常變化作為診斷肺病的依據之一，而治療鼻塞流涕、嗅覺失常等病證，又多用辛散宣肺之法。

辛的概念比較廣泛，凡刺激的味道都在列，蔥、薑、蒜、韭菜、辣椒等等，甚至酒也可算辛味之一。

辛味可以啟動肺氣，這在我們聞到刺激的味道打噴嚏時可以證明。在清朝年間有個現在看不到的一景，就是王公貴族經常手裡拿個鼻煙壺，每逢提籠架鳥，吃喝玩樂的身子骨不自在的時候，就往指甲蓋上倒點鼻煙兒，在鼻子前這麼一吸，痛痛快快的打個噴嚏，通體舒泰的繼續吃喝玩樂去了。這一景一直到大清國完蛋後，吸鼻煙也就成了八旗子弟的紈絝象徵，慢慢的消失了。

鼻煙的成分非常複雜，各家也不一樣，但味道屬辛無疑。在《廣大新書》有記載：「香白芷二分，北細辛八分，焙乾，豬牙皂角二分研，薄荷二分，冰片三厘，乾煙絲為君一錢，必配福煙六七分。又藥各研細末。酌量配合，不必拘分量，以色如棕色為佳。」從成分上可以看出，基本以辛散為主，鼻煙雖然看著不那麼高雅，但宣肺倒是有幾分道理的。

過多的辛味食物也會引起肺氣偏勝，就會金克木，使肝氣鬱結，所以多食辛辣也就易怒。由於肝藏血，主筋，辛辣刺激的東西吃多了，必然導致身體柔韌性下降。因為肝與目相連，長期不節制的嗜食辛辣必損目，出現視物模糊的肝血虛的症狀。我們也就可以看到嗜酒的人、愛吃辛辣的人的眼睛經常佈滿血絲。

三、五行學說的負面影響

五行學說奠定了中醫治療的辨證基礎，是中醫篩選可用中藥和辨證施治的理論基石。但五行模型有一個致命的後遺症，那就是使後世醫家對《傷寒論》的理解出現了偏差。《傷寒論》是中醫學的最偉大的發明，在臨床的指導價值遠高於任何一部醫學典籍。張仲景創造性的把疾病分為傷寒和雜病兩大類，他用人體的陰陽進退變化來闡釋傷寒，用不同層次的抵抗情形來描述病情，而且給出了各種情形的治療方法，這是非常了不起的發明。要知道，廣義的傷寒占到了日常生活疾病的大部分，而五行學說更適合雜病。《黃帝內經》詳盡的闡述了五行學說相生相剋的原理，奠定了中醫理論的基礎框架，和《傷寒論》一樣都是中醫學的無上典籍。但是《黃帝內經》主要集中在治療的原理闡述和針灸養生等，真正的方劑祖先還是張仲景，過多的強調五行和經絡就會由於思想的禁錮而無法理解《傷寒論》。對於基本的傷寒和雜病的治療原則，到現在絕大部分醫生終生都沒搞明白，一是因為一千多年也沒幾個人讀懂了張仲景的《傷寒論》；二是疾病有時候複雜，傷寒同時也有兼雜病的。即使是傷寒兼雜病的情況也應該以《傷寒論》為指導，先治傷寒後醫雜病，一如國家內憂外患，首先要團結一致對付外敵，在有外敵干擾的情況下，國家內政難以協調。由於《傷寒論》成書後就是連年的戰亂，張仲景也沒有真正傳給家人或者弟子傷寒心得，使得後世的一千多年間五行學說佔據了中醫理論的大半江山，把很多應該用《傷寒論》解決的問題拘泥在五行的相生相克中打轉轉。

最後我還是回歸到本章開篇的疑問解答，那就是五行學說是科學的嗎？答案既是也不是。為什麼？嚴格說來五行學說和現代意義上的科學不搭界，只是一種哲學理念下的醫學模型，但是它卻有著極其科學的一面，因為它只是把自然幻化成了一種極簡的模型，本質還是自然和人體本身。

反中醫的說五行學說不科學的核心問題在心肝脾肺腎與金木水火土的匹配上，反對者認為完全不搭界，其實只要理解了人與自然的和諧統一，再反過來想就可以瞭解了。那就是我們做了一個自然的哲學模型，假定自然萬物分解為金木水火土，如果你說還有其他，我可以把它分類到這五個元素中去，也就是說，不管萬物如何紛繁複雜，都由這五種元素來表達。好了，那就把我們身體的小世界來一一對應就好了，把木性的系統叫肝，把土性的系統叫脾，把火性的系統叫心，把金性的系統叫肺，把水性的系統叫腎。並不是說我們找到了肝臟然後驗證它是不是木性，而是哪些有自然的木性我就叫它肝，也不一定是一個器官，也許有形，也許無形，它只是個名詞而已。可以說中醫五行不是指哪打哪，而是打哪指哪的學問，它是一種哲學框架，而不是實證醫學中的器官，你說怎麼會錯呢？

第三章　傷寒密碼

《傷寒論》可以說是中國醫學史上最偉大的著作，是一本千古奇書，用任何讚美的語言形容它都不為過。任何一個略懂中醫的人都知道張仲景，被尊為醫聖的張仲景獨享中醫祭壇的至高無上的位置。在中醫的歷史上，名家不少，流派紛呈，但都公認張仲景為中醫之祖。他寫的傳世巨著《傷寒雜病論》確立了辨證論治原則，是中醫的靈魂所在。在張仲景之前，中醫已經有了比較完整的理論體系。但複方較少，且基本是靠經驗積累。而《傷寒雜病論》創造性的把所有疾病分為兩類，即傷寒和雜病。將傷寒又化繁為簡，分解為太陽、陽明、少陽、太陰、少陰、厥陰（即通常所說的六經）六個層次，並結合八綱（陰陽、表裡、寒熱、虛實）來辨別疾病的屬性和陰陽消長和變化。因此辨證論治不僅為治療一切外感熱病提出了綱領性的法則，同時也揭示了人體與疾病相互間此消彼長的規律。現在基本確認張仲景在《傷寒論》和《金匱要略》裡的處方，都經過了千百年的檢驗，被證實都有著卓越的療效，受到歷代醫學家的推崇。

各代醫者對張仲景推崇備至，各有頌詞。如清代醫家喻嘉言所言有代表性，他說張仲景的《傷寒論》「為眾方之宗、群方之祖」。歷代有關注釋、闡發此書的著作很多。特別是注釋、闡發《傷寒論》的著作，竟達三四百種之多。《傷寒論》原名叫《傷寒雜病論》，或叫《傷寒卒病論》。可惜的是此書問世不久，就因為戰亂而散佚不全。到了西晉的時候，太醫令王叔和從簡牘中找出來整理，但歷史記載《傷寒雜病論》共 16 卷，王叔和只整理出 10 卷，是他編輯整理成了 10 卷還是只有 10 卷了，已經成了千古之謎。

據說當年王叔和整理出來的《傷寒論》十卷，本來是傷寒與雜病有機聯繫，互相滲透，相互為用的一部書。自宋治平梓版簡稱《傷寒論》以來，使人誤解為《傷寒論》是專論傷寒熱病的專著。而其雜病部分，則認為盡收餘《金匱要略方論》之中，這種看法一直是中醫界的主流看法。實際上，現在意義上的《傷寒論》有些是雜病範疇的，而《金匱要略》中也有不少屬傷寒的處方，但主要屬傷寒的闡述確實大都集中在現在的《傷寒論》中。《傷寒論》的條文釋義千百年來人們爭論不休，到現在仍有很多疑問。最早的《傷寒論》讀本是由當年晉王叔和整理而成，他為我們今天看到《傷寒論》做出了無法替代的貢獻。但後世對王叔和的評價卻褒貶不一，感謝的人認為王叔和編次《傷寒論》有功千古，尤其當該書處於存亡危急之際，王叔和使之保存並得以傳世，其貢獻之大不可泯滅。像金代注解《傷寒論》的名家成無己就說：「仲景《傷寒論》得顯用於世，而不墮於地者，叔和之力也。」但也有人認為王叔和篡改了張仲景的原意，注水了很多自己的想法，像喻嘉言就說：「仲景之道，人但知得叔和而明，孰知其因叔和而墜！」王叔和是不是加入了自己的東西現在已經無法考證，何況在王叔和整理之後再次因戰亂遺失，散落在《外台秘要》、《千金要方》、《千金翼方》等書中。到了宋朝的時候高保衡、孫奇、林億等儒臣奉命校正醫書時，又校訂《傷寒論》十卷。我們的祖輩先師們就這樣為文化傳承鍥而不捨的做著接力。但同樣由於多次散失，原書面貌不可能沒有變動。可以想見，在如此的輾轉中，錯漏幾乎是必然的。而且，在最初的著作中，張仲景全部是用竹簡寫成，到王叔和整理時肯定已經出現錯簡對不上的情況。到宋代整理時校補的情況更加在所難免。歷朝醫家有人懷疑現存的《傷寒論》不是張仲景的原稿，認為王叔和有錯漏甚至注水的成分，所以完全照本宣科的逐字逐句解釋《傷寒論》是沒有意義的。由於原書遺失加之多次翻印，個別錯誤是難免的。但張仲景的處方要而不繁，處方很少超過 10 味藥，這樣的處方在幾個竹簡上基本上就可以寫出來，所以《傷寒論》文意錯誤肯定有，處方卻基本是正確的。這不僅在幾百年的臨床上得到了證實，也是《傷寒論》傳承不輟屢屢獲得醫家肯定的原因，那就是處方真的管用。

既然張仲景把著作叫《傷寒雜病論》，那麼到底什麼叫傷寒，什麼叫雜病呢？

《內經 ·熱論》說:「傷寒有五:有中風，有傷寒，有濕溫，有熱病，有溫病。」這說明，祖國醫學中的傷寒二字，有廣義、狹義兩種不同的涵義。廣義的是包括所有的熱病在內，狹義的是五種傷寒之一。

對於《傷寒論》中所論的傷寒，究竟是廣義的，還是狹義的？中醫界從過去和現在，一直存在著兩種不同的爭論。有的認為，《傷寒論》只是為傷寒而設，這個傷寒，是狹義的，並不包括溫病。張仲景可能還有《溫病論》，但是已經散佚了。或者說仲景只長於治傷寒，而並不擅長治溫病。

另一部分人則認為，《傷寒論》的傷寒是廣義的，是包括溫病在內的，能治傷寒就能治溫病，「後人不能出其藩蘺」。這兩派的爭論，相持不下，一直延續到今天，還沒有統一的結論。張仲景的傷寒應該怎麼理解呢？崇尚醫聖的人認為傷寒包治百病，而且在實踐中也經常看到《傷寒論》的處方在各種疾病的治療中有效的應用，甚至在鬧得人心惶惶的 H1N1 流感中，我們國家給出的中醫治療方案也是以《傷寒論》中麻杏石甘湯為基礎的。不承認《傷寒論》包治百病的人也沒有否定《傷寒論》，連最狂妄的想自創一套理論的古代醫家也承認《傷寒論》的療效，只是對《傷寒論》的適用範圍有爭議。

我認為《傷寒論》中的傷寒當然是指廣義傷寒，這本來並不應該是問題，是因為後世醫家讀不懂《傷寒論》，以至於溫病學派在明清時代佔據了主流地位，強把溫病與傷寒對立起來造成的。《傷寒論》經過灌水有些已經不是仲景的原文原義，逐字逐句的解釋原文是沒有必要的，必然會出現誤解。徹底明白《傷寒論》的密碼在哪裡，才能知道哪些條文是可信的，哪些是可疑甚至是錯誤的。必須明白張仲景描述的六病的真正精髓。

那麼《傷寒論》到底在說什麼呢？

一、《黃帝內經》中的三陰與三陽

讀過《傷寒論》的人，都知道傷寒是以六經辨證的，六經就是三陰三陽，即太陽、陽明、少陽、太陰、少陰、厥陰。而同樣在《黃帝內經》中十二經脈用的就是這些名詞，分別是：足太陽膀胱經、手太陽小腸經、足陽明胃經、手陽明大腸經、足少陽膽經、手少陽三焦經、足太陰脾經、手太陰肺經、足少陰腎經、手少陰心經、足厥陰肝經和手厥陰心包經。這給後來的醫家理解《傷寒論》帶來了很大的困惑，到現在仍然在用經脈理論解釋《傷寒論》的人仍然占相當大的比例，那麼三陰三陽是怎樣產生的？又怎樣成為經脈學的核心的呢？《黃帝內經》的三陰三陽和《傷寒論》有什麼關係呢？

《黃帝內經》中的三陰三陽應該是發源於《周易》卦象。也就是三陰三陽源於《周易》的陰陽之理，六爻之論，而提出了三陰三陽的六經學說。簡單的說三陰三陽主要表示陰陽之氣的多少，及陰陽氣化過程的初、中、末階段的變化。陰陽之道核心的東西是變化，在《黃帝內經》中運用了三陰三陽的概念，手足各六經的概念應該是受到《易經》的影響。在《陰陽離合論》中表述的由表及裡、層層遞進的層次排列和《易經》中六爻中由低到高的演化含義非常相似。

如在《黃帝內經·陰陽離合論》篇第六中這樣描述：

> 黃帝問曰：余聞天為陽，地為陰，日為陽，月為陰，大小月三百六十日成一歲，人亦應之。今三陰三陽，不應陰陽，其故何也？岐伯對日：陰陽者，數之可十，推之可百，數之可千，誰之可萬，萬之大，不可勝數，然其要一也。
>
> 天覆地載，萬物方生，未出地者，命曰陰處，名曰陰中之陰；則出地者，命曰陰中之陽。陽予之正，陰為之主，故生因春，長因夏，收因秋，藏因冬，失常則天地四塞。陰陽之變，其在人者，亦數之可數。
>
> 帝曰：願聞三陰三陽之離合也。岐伯曰：聖人南面而立，前曰廣明，後曰太沖，太沖之地，名曰少陰，少陰之上，名曰太陽，太陽根起于至陰，結於命門，名曰陰中之陽。中身而上，名曰廣明，廣明之下，名曰太陰，太陽之前，名曰陽明，陽明報起于厲兌，名曰

陽中之陽。厥陰之表，名曰少陽，少陽根起于竅陰，名曰陰中之少陽。是故三陽之離合也，太陽為開，陽明為闔，少陽為樞。三經者，不得相失也，博而勿浮，命曰一陽。

帝曰：願聞三陰。岐伯曰：外者為陽，內者為陰。然則中為陰，其沖在下，名曰太陰。太陰根起于隱白，名曰陰中之陰。太陰之後，名曰少陰。少陰根起于湧泉，名曰陰中之少陰。少陰之前，名曰厥陰。厥陰根起於大敦，陰之絕陽，名曰陰之絕陰。是故三陰之離合也，太陰為開，厥陰為闔，少陰為樞。三經者，不得相失也，搏而勿沉，名曰一陰。

這段話較為全面的闡述了三陰三陽的關係，在《素問·至真要大論》中又表述：「願聞陰陽之三何謂？歧伯曰：氣有多少異用也」。

這應該成為陰陽定義的總綱，「何為氣有多少」，「陰陽之氣各有多少，故曰三陰陽也」說明厥陰為一陰，少陰為二陰，太陰為三陰，少陽為一陽，陽明為二陽，太陽為三陽，所以叫做三陰三陽。

《周易》將萬事萬物都一分為二，歸屬於陰陽兩大類來解釋事物的運動變化，在運動的各個階段總是存在著偏盛、偏衰或多或少的差異。就其變化，也是漸變的過程。從漸變開始，以突變為終，從少到老，必經歷著初生、壯盛、衰弱的漫長過程，故而單純用陰陽的老少概念不能說明事物變化的內在規律。因此在一分為二的前提下，又一分為三，也就是三爻組成八卦，三位一體。位為上、中、下；時為初、中、末，象徵少、壯、老之三陰三陽概念。三陰三陽以示事物陰陽運動過程的少、壯、老的變化規律，在《周易・太極圖》中也直接反映了三陰三陽的概念。

六經的次序也是遵循《黃帝內經》自然法則而來，在《黃帝內經》中有多處表述。如在《素問・脈解篇》、《素問・熱論》）中按太陽、陽明、少陽、太陰、少陰、厥陰的次序排列。

> 岐伯曰：傷寒一日，巨陽受之，故頭項痛腰脊強。二日陽明受之，陽明主肉，其脈俠鼻絡于目，故身熱目疼而鼻乾，不得臥也。三日少陽受之，少陽主膽，其脈循脅絡於耳，故胸脅痛而耳聾。三陽經絡皆受其病，而未入于臟者，故可汗而已。四日太陰受之，太陰脈布胃中絡於嗌，故腹滿而嗌乾。五日少陰受之，少陰脈貫腎絡於肺，系舌本，故口燥舌乾而喝。六日厥陰受之，厥陰脈循陰器而絡於肝，故煩滿而囊縮。三陰三陽，五藏六府皆受病，榮衛不行，五藏不通則死矣。

又如在《素問・六微旨大論》中說：

> 少陽之上，火氣治之，中見厥陰；陽明之上，燥氣治

> 之，中見太陰；太陽之上，寒氣治之，中見少陰；厥陰之上，風氣治之，中見少陽；少陰之上，熱氣治之，中見太陽；太陰之上，濕氣治之中見陽明。所謂本也。本之下，中之見也。見之下，氣之標也。本標不同，氣應異象。

這段話採用的是易經爻卦的語言，是按少陽、陽明、太陽、厥陰、少陰、太陰的次序排列，它實際上用六爻體現表裡的關係。指太陽和少陰互為表裡，陽明和太陰互為表裡，少陽和厥陰互為表裡，這也就是後來的 12 經脈的對應關係，其實和太陽、陽明、少陽、太陰、少陰、厥陰的次序排列是一回事。

在字面上仔細回味太陽、陽明、少陽、太陰、少陰、厥陰的本身含義，可以這樣理解：太陽為陽之始，為最大。在《說文解字》中對「太」有明確的表述，太為大，為未盡的意思。在《黃帝內經》中有時也稱為巨陽。陽明為陽之中，為陽向陰轉化的半途，為陽中之陽。少陽為陽之衰，此時陽盡而陰出。太陰為陰之初，《易經》稱為老陰，即為陰之始，也是陰之盛。少陰為陰之深，為陰向陽轉化的半途。厥陰為陰之盡，此時陰盡而陽出，周而復始，萬古不歇。

在太極圖中演示可以更清楚的看出三陰三陽所處的位置。《黃帝內經》的三陰三陽無疑是脫胎於《周易》的爻卦設計。在《黃帝內經》的其他表述中也大量的採用了《周易》

的思想，以至於孫思邈說：「不知易，不足以言太醫。」後世醫家認為醫易同源的不在少數，只是《易經》是個複雜的陰陽變化學問，《黃帝內經》雖借用了《周易》的變化思想，但與《周易》相比要容易理解得多。而且只要理解了變化的主旨思想，並不是非要有《周易》基礎才可理解中醫。實踐中許多醫家完全不知道《周易》，照樣是可以治病救人的，但《周易》的陰陽變化思想是偉大的，這構成了後來《傷寒論》的思想基礎。

《黃帝內經》又將手足六經的十二經對應一年的十二個月，並認為地也有十二經水。「經脈十二者，以應十二月，十二月者，分為四時，四時者，春夏秋冬，其氣各異。」（《靈樞．五亂》）「地有十二經水，人有十二經脈」（《靈樞．邪客》），應該說完全是一種理論想像。千百年來，沒有人知道岐伯是如何給我們的經絡起的名字，它們為什麼這麼排列呢？為什麼是足太陽膀胱而不叫足太陽肝呢？從來沒有人去考究這些名字的含義，不過是代代相傳而已。這是因為我們的民族因為朝代更替和戰亂使文明發生了多次斷代，對陰陽的理解遠不如古人深刻，逝去的文明中深埋的哲學距離我們是那麼遙遠。

我認為經絡的名稱是借陰陽變化之道演示的人生變化，所有的陽經都是初始盛而後慢慢衰減的歷程，所有的陰經都是衰減而至消亡的歷程，這才是經絡學的本質。

首先內經將陽經皆定位為「表」，對應的陰經皆屬「裡」。則膀胱、胃、膽、大腸、小腸、三焦、屬「表」；而對應的肺、心、心包、脾、腎、肝屬「裡」。我們來看，以足三陰三陽來說，足三陽依次為足太陽膀胱經、足陽明胃經、足少陽膽經。當我們仔細回想一個人一生的生命歷程時，你會發現。一個人出生後，離開母體各器官有個生長發育漸至健全的過程。先是膀胱漸旺，孩子不尿炕是膀胱成熟的標誌。後來慢慢的胃氣漸壯，十幾歲的孩子正是能吃的時候，生長發育全靠青春期吃的好，消化吸收的好才行。及至成年膽氣漸漸充旺，表現為思維方式的成熟，有了自己殺伐決斷的能力，逐漸走向人生身體上最美好的頂峰。而在盛極而衰的過程中，是按照三陰的路程演變的。足三陰依次是足太陰脾經、足少陰腎經、足厥陰肝經。中年以後首先表現的是脾氣先衰，脾主肌，開竅於口。人到中年力氣下降，消化能力不行了。中國有句俗話叫拳怕少壯，你再高明的武術大師，年齡大了也照樣打不過年輕人。至於武俠小說裡說的年老的一派宗師仍武藝高強天下無敵，聽聽就好，當不得真。年紀再老就是腎氣漸衰，腎主骨，開竅於耳。人開始骨質疏鬆，聽力下降，性功能衰退。再年老就是肝氣漸衰，肝主筋，開竅於目。人開始變得身體柔韌性越來越差，視力也差了，開始老花眼，一直到生命的最後一刻肝氣脫散，肝主筋，人死了之後身體的筋全硬邦邦的，俗話叫挺屍。也就是說三陰三陽表現的是我們一生的身體變化，這是建立在中國古代哲學道生一、一生二、二生三、三生萬物的理論基礎上的。它抽象而絕妙的把人體的變化規律用陰陽描述出來。

手三陰三陽道理也一樣，手三陽經從手太陽小腸到手陽明大腸到手少陽三焦的順序排列的，表達的是人自出生後是小腸先成熟，可以從吃奶到能吸收消化糧食；緊接著大腸成熟，可以自主的控制排泄；再到內分泌系統成熟。小腸代表吸收與濡養，大腸代表疏泄功能。三焦的觀念就繁雜一些，關於「焦」字的含義，歷代醫家認識不一。《黃帝內經》首先提出三焦的名稱，作為六腑之一，並敘述了三焦的部位和功能。由於內經對三焦的某些具體概念的論述不夠明確，而且《難經》的二十五難和三十八難又提出了三焦「有名無形」之說，遂導致後世醫家爭論紛紜。爭論的焦點是關於有無實質形態的問題。《難經．二十五難》曰:「心主與三焦為表裡，俱有名而無形。」《三十八難》亦謂三焦「主持諸氣，有名而無形，其經屬手少陽。此外府也。」後來孫思邈也力主三焦有名無形。他在《千金要方三焦脈論》中說：「夫三焦者，一名三關也。上焦名三管反射，中焦名霍亂，下焦名走哺。合而為一，有名無形，主五臟六腑，往還神道，周身貫體，可聞不可見。」在西醫傳進中國以後，中醫意義上的各臟腑都想在解剖學上找到相應的器官，三焦倒是有了比較接近內經原旨的解釋，現代醫學有人認為三焦類似西醫的內分泌，包括甲狀腺、性激素、淋巴系統等等。在《靈蘭秘典論》篇第八中給三焦這樣定義：「三焦者，決瀆之官，水道出焉。」

這個形容更像現代意義上的內分泌，內分泌失調的人最典型的表現就是發胖，身體水份代謝出了問題。

而手三陰同樣表達的是衰老歷程，從手太陰肺經到手少陰心經，再到手厥陰心包經。表達的是隨著年齡的增長，首先肺氣不足，年紀大了以後肺活量都下降，然後慢慢的記憶力下降，到最後心力漸衰的過程。中醫表述的心和現在的心臟沒任何關係，說的是心主神明。我們現在經常看到人老了糊裡糊塗的，就是「心」的衰老造成的。「心包」到底指什麼，就像其對應的三焦一樣，現在中醫歷來有爭議。有人認為對應的是心臟外邊的一層薄膜，也有人認為是心臟本身。我認為《難經》的理解是正確的，仍然是「有名而無形」，很難在生理解剖上找到對應的臟器。其實中醫的概念本來就和解剖學是兩碼事，中醫之肝又何嘗是現在的肝臟？腎、脾、肺都和實際的臟器有相當的差距，對心包而言，如果要強對應西醫的名詞的話，我倒覺得更像神經系統。現代意義上的神經系統疾病俱為疑難雜症，這和中醫給出的心包經的定位也是相符的，凡厥陰者均為陰陽變化之極致，所謂積重難返也。也就是說從手太陰肺經到手少陰心經，再到手厥陰心包經的命名原則仍然遵從的是身體衰老的路徑。

總之：《黃帝內經》對經絡的命名和一個人一生的陰陽變化息息相關，理解了陰陽變化之道，也就理解了經絡。經絡是我們先祖對人體極端抽象化的描述，既絕妙也不是神秘莫測的。

二、《傷寒論》的三陰與三陽

到底張仲景說的三陰三陽和《黃帝內經》是不是一回事呢，一千多年來爭論不休。在《傷寒論》中是以太陽、陽明、少陽、太陰、少陰、和厥陰來劃分疾病的，但自始至終沒有出現「太陽經」「太陰經」這樣的字樣。《傷寒論》中的篇名，只有「辨太陽病脈症並治」、「辨陽明病脈症並治」等等，而不是「辨太陽經病」、「辨陽明經病」。後世的《傷寒論》注家，都習慣於把三陰三陽叫著「六經」，但是容易使人錯誤地認為「經」即「經絡」之經，由此把人引入歧途。例如，有的《傷寒論》注家竟說：《傷寒論》只提足經，不提手經，是由於足經長，手經短，言足經就能包括手經。有人更胡說傷寒傳足不傳手。他們直接把三陽三陽等同於經絡，這都是從六經的「經」字引起的錯誤。長期以來的醫學實踐也發現《傷寒論》的治療和經絡關係不大。柯韻伯在《傷寒論翼》中說：「仲景六經，是經界之經，而非經絡之經。」他的意思是說，六經之經是面，不是經絡所代表的類似線的東西，這種解釋雖然否定了《傷寒論》與經絡學是一回事，但說是經界還是不很準確。那是不是和《黃帝內經》一點關係都沒有呢？那倒不是，嚴格說張仲景的三陰三陽和《黃帝內經》不是一回事，又有相當的關聯。他借用了《黃帝內經》對陰陽的立法，用「太陽、陽明、少陽、太陰、少陰、厥陰」來劃分疾病，與黃帝十二經脈中的「太陽、陽明、少陽、太陰、少陰、厥陰」命名原理一脈相承。

在《黃帝內經》的至真要大論篇裡這樣寫道：

> 帝曰：願聞陰陽之三也何謂？岐伯曰：氣有多少，異用也。帝曰：陽明何謂也？岐伯日：兩陽合朗也。帝曰：微陰何也？歧伯日：兩陰交盡也。帝曰：氣有多少，病有盛衰，治有緩急，方有大小，願聞其約奈何？岐伯日：氣有高下，病有遠近，證有中外，治有輕重，適其至所為故也。大要曰：君一臣二，奇之制也；君二臣四，偶之制也；君二臣三，奇之制也；君二臣六，偶之制也。故曰：近者奇之，遠者偶之；汗者不以奇，下者不以偶；補上治上制以緩，補下治下制以急，急則氣味厚。緩則氣味薄。適其至所，此之謂也。病所遠而中道氣味之者，食而過之，無越其制度也。是故平氣之道，近而奇偶，制小其服也。遠而奇偶，制大其服也。大則數少，小則數多。多則九之，少則二之。奇之不去則偶之，是謂重方。偶之不去，則反佐以取之，所謂寒熱溫涼，反從其病也。

這段話明顯和《黃帝內經》開始時對經絡中的三陰三陽解釋不同，而明顯的用陰陽消長的變化理論來揭示疾病的變化，這也是《傷寒論》的三陰三陽的宗旨所在。

陰陽變化實在太抽象，不要說現代人，即使古人也大都難以理解，這也是歷史上大醫甚少的原因之一。

我這樣來解釋也許更好理解一點：我們的人體是一個封

閉的系統，當外界有不適合我們的濕度、溫度、包括細菌、病毒的傳染等等，都有可能使我們發病。那麼如果沒有外界的干擾是不是我們就永遠不生病呢？當然不是。如果把我們的人體比喻成一個國家也許能更好理解。一個國家如果完全是與世隔絕的，它的安全當然要好得多，但並不是就一定國泰民安永遠一片祥瑞。國家內部也可能生出內亂，而且長時間沒有邊患也可能使國家懈怠，民眾安於享樂而致大患。如果我們以一個國家來形容人體，可以這樣理解，所有的外來之敵都是傷寒，所有的內亂就是雜病。所以即使對傳染病這樣的看起來和傷寒沒什麼關係的疾病，《傷寒論》卻提供了正解。因為對於人體而言，傳染病是典型的外敵入侵。很多時候人的疾病複雜得多，便如一個國家不僅有內亂兼有外敵，內憂外患兼而有之，治起來也就麻煩得多。可以說《傷寒論》就是一部抵禦外敵的兵法，而散落在《金匱要略》、《千金翼方》等各種醫術中的方劑就類似於對付內亂的治國方略。

《傷寒論》的編排體例是按三陰三陽六病進行分類的。那麼六病究竟指的是什麼呢？在傷寒學派中各家的認識大相徑庭。張仲景為便於後世醫家理解各種疾病的症狀，給六種不同的狀況分別定下了提綱，這些提綱是界定何種疾病的一個重要原則。

一、太陽之為病，脈浮，頭項強痛而惡寒。

二、陽明之為病，胃家實也。

三、少陽之為病，口苦咽乾目眩也。

四、太陰之為病，腹滿而吐，食不下，自利益甚，時腹自痛。

五、少陰之為病，脈微細，但欲寐也。

六、厥陰之為病，消渴，氣上撞心，心中疼熱，饑而不欲食，食則吐蛔，下之利不止。

後世醫家因為無法參透張仲景的傷寒原義，只好強解。看到太陽病大都治療外感初起，而太陽處方又很多解表方法，就根據這個言道太陽主表。後來的溫病學說又按衛氣營血辨證，說先傷衛，又以麻黃湯、小青龍湯諸方主治的是肺經證，以及太陽篇各主要的「證」，膀胱經不及肺經密切等認識，認為《傷寒論》中的太陽病，當從李時珍之說，解釋為手太陰肺經證。也有人根據衛主表屬陽，內與肺氣相合，風既傷衛，亦能及營；寒既傷營，亦先傷衛；營衛失調，可引起肺氣失宣等認識，認為如傷寒由皮毛而入，邪襲太陽，則和肺主皮毛的理論有矛盾。如麻黃湯證，桂枝加厚朴杏子湯證的咳喘，無不與肺有關，就認為是寒邪犯肺。可以說，眾說紛紜，吵吵鬧鬧全然不著邊際，甚至連太陽二字的本意都沒搞明白。

事實上，因為張仲景看到了人體的陰陽變化和自然的陰陽盛衰是息息相關的，所以在人體對傷寒的進退變化和人的一生的陽氣盛衰相一致，在前文我已經解釋了《黃帝內經》

中的足太陽經和手太陽經的命名原則，因生命初始膀胱和小腸最先旺盛，那麼太陽病必傷及膀胱和小腸。在太陽病中，張仲景多次提到小便不利，還有瀉心湯，因心與小腸互為表裡，瀉心即瀉小腸也。

同理，陽明病必傷及大腸及胃，所以才為陽明病定義為「胃家實也」。在陽明病的提綱裡也明確說明了胃家實的要點，陽明病裡的小承氣湯、調胃承氣湯、豬苓湯、茵陳蒿湯都是降胃的經典方劑。而大承氣湯、脾約丸是瀉大腸壅滯的代表方。同樣的，少陽病必傷及三焦和膽，口苦就是膽氣上逆，咽乾就是三焦有熱，而至內分泌不暢。

病至三陰則由表入裡，由三陽的傷六腑轉化為傷五臟。根據經絡的命名原則可以知道，太陰病必傷及脾和肺，才有「腹滿而吐，食不下」。少陰病必傷及腎和心，腎者作強之官，腎受累則昏昏欲睡。厥陰病必傷及心包和肝，至「消渴，氣上撞心，心中疼熱，饑而不欲食」的境地，說明神經系統受累，肝氣欲脫，已到陰陽離決，背水一戰的地步。這是《傷寒論》和《黃帝內經》的十二經脈真正相關的地方，而不是六病與經絡的對應。

三、抵抗理論

如果明白了《黃帝內經》三陰三陽的內涵，也知道了《傷寒論》的三陰三陽和內經經絡學的差異，仍然無法理解《傷寒論》的話，民國中醫大家祝味菊先生的傷寒五段論是《傷寒論》的另一把鑰匙。祝味菊先生在他的經典著作《傷寒質難》中總結道：

> 仲景之《傷寒論》，釋者數十家，大都不脫六經藩籬。夫仲景六經之名詞，系代表人體抗邪所發生之六大類症候。六經所固定之症候，初不能包含一切抗邪情形，是以後人於傷寒六經之外，又有溫病三焦之說，巧立名目，淆惑聽聞，以百步笑五十步，其愚等耳。夫症候為疾病之表現，初非疾病之本身，六經症候，既不能包含一切抗邪情形，則六經名稱可廢也。利用六經名稱，以代表各個抗邪程式，則六經名稱亦可存也。一切外感，無論其為何種有機之邪，苟其有激，正氣未有不抵抗者，其抵抗之趨勢，不外五種階段，所謂六經症候，亦不出五段範圍，于意云何？吾之所謂六經者，乃代表五種抵抗程式耳。太陽為開始抵抗，少陽為抵抗不濟，陽明為抵抗太過，太陰、少陰同為抵抗不足，厥陰為最後之抵抗。一切外感，足以激起正氣之抵抗者，皆不出此五種階段，此吾研究之創建，敢謂前所未有也。

味菊先生的《傷寒質難》是理解《傷寒論》內涵的絕好課本，味菊先生可以說是最接近理解醫聖思想的聖徒。只是當時處在民國時期，文言文尚處主流，味菊先生的弟子陳蘇生在整理這本書時用的是半白話，精彩之處駢四文六，一氣哈成，令人擊節讚歎。可現如今的一般人理解起來就稍顯困難，文中的學術思想受文言的制約想必失去了不少知音，先生的學術影響力原本應該比現在大得多。

另外，味菊先生的五段論雖去真不遠，但沒有和《傷寒論》本身結合起來講，使人有自創之感，難以讓人信服。我斗膽將先生的五段論的精髓還原成現代文，仍以《傷寒論》太陽、陽明、少陽、太陰、少陰、厥陰為條目，一一闡釋：

太陽病

太陽是陽之始，自陰出陽，陰少陽多，代表著一天中早晨的日出東方，也相當於一個青少年的朝氣蓬勃的人生開始。所以太陽代表希望，代表開始。當一個人體受到外邪攻擊時，迅速反應，正面應敵的叫太陽病。這些所謂的外邪可能是病毒、細菌，也可能是中醫口中的風寒暑濕，在中醫看來都是一樣的，都是敵人。因人身膀胱和小腸最先成熟，最先成長的最先擔當，可以知道太陽病將累及膀胱或小腸，是人體開始抵抗的階段。

也就是說太陽病即外敵來襲時，凡是你的防衛部隊快速反應，組織抵抗的過程的都統稱為太陽病。在太陽病階段，張仲景給出的處方最多，一方面說明疾病初起，抵抗各異，情形較多，辨法也很多；另一方面在太陽病的篇章裡收錄了大量的誤下而救誤的方劑。

在太陽病中，由於是疾病初起，而且自身防衛能力尚可，所以張仲景採用的是以助陽為主的方法，典型的方劑就是桂枝湯。在桂枝湯中以桂枝為君，助陽解肌；又用芍藥為臣，恐桂枝發散太過，起收斂作用；生薑辛溫，既助桂枝解肌，又能暖胃；大棗，既能益氣補中，薑、棗相合，還可以升騰脾胃生發之氣；炙甘草培土益陽。整個處方簡明扼要，以生發為原則，兼顧收斂，以防發散太過。桂枝湯是張仲景在太陽病的第一處方，後世醫家多有讚譽。在太陽病篇目中因桂枝湯衍生的方劑有十幾種之多，如桂枝加桂湯、葛根湯、桂枝麻黃各半湯、小建中湯等等。太陽病的方劑最多，也就是說，抵抗初期辦法最多，核心的思想是用較小的代價戰勝敵人。

陽明病

陽明為陽中之陽，用內經的定義說叫「兩陽合朗」，純陽無陰，代表抵抗太過。陽明就相當於一天中的正午，如日中天，等同於人生的青壯年，陽明代表激烈、不妥協，你看兩個都有武功的青壯年打架就能明白陽明的兇險。因人身胃和大腸對應陽明，所以陽明病必累及胃和大腸。所以才有「陽明之為病，胃家實也」，內經說：「亢則為害」，相當於敵人既強大，又來得太快，來不及反映。但發現敵人之後整體免疫系統奮起反抗，迅速進入緊急戰時狀態，全國總動員，跟敵人殊死搏鬥。所以像急性傳染病絕大部分是陽明病或是太陽陽明合病。有時候我們發現瘟疫來時有兩種人最危險。一種是抵抗力特別差的，病毒來襲時，幾乎沒有抵抗力，這叫直入少陰，就是一下子就無力抵抗了。要是敵人沒有那麼強勢，尚有喘息之後到厥陰時期，就是喚起身體的潛能，做最後抵抗，陽氣來複，把敵人消滅。但瘟疫的特點是敵人短期內極強，身體弱的也就來不及做最後抵抗就完蛋了。還有一種人就是平時很結實的，因為他陽氣比較旺，容不得敵人倡狂，拼命抵抗。但敵人來勢洶洶，正氣消耗極大，就會出現高熱甚至昏厥，相當於和敵人拼的兩敗俱傷，這就是陽明病的抵抗模型。所以這一時期的抵抗策略是謹防消耗太過，不要沒等敵人被消滅呢，自己先崩潰了。醫聖用白虎湯、大承氣湯、小承氣湯、調胃承氣湯等，以瀉下為主，思路是清淤解毒。相當於把敵人趕出國境，不求完全殲滅，以防兩敗俱傷。很多極其兇險的高熱病，如腸梗阻、胰腺炎都是這一類。西醫用洗胃、灌腸也有類似的效果，但是和用醫聖的陽明病處方比起來效果差得多。用陽明處方有奇效，既安全又省錢。可惜，絕大部分中醫不會用不敢用，遇到這類高熱急症，直接讓西醫去急救，對不起我們祖先的智慧。

少陽病

少陽乃自陽出陰，和太陽相比，同樣是陰少陽多，但太陽是陽氣逐漸上升，少陽則相反，是陽氣逐漸減少，就像一天的早晨和夕陽西下一樣，氣溫就算一樣，趨勢可完全不同。這相當於一天中的下午臨近黃昏，或者一生中的人到中年。中國有句古話「人過三十天過午」，說的就是少陽病時段。

代表著高峰已過，開始走下坡路，已經不起折騰，就像二十幾歲熬個夜第二天啥事沒有，四十歲熬個夜三天緩不過來，道理相同。在抵抗上表現為抵抗不濟，時斷時續。人身之膽和三焦最後成熟，屬少陽。所以少陽抵抗必累及膽和三焦。少陽病的口苦表現就是因為膽汁疏泄不暢，上逆口中津液後的感覺。類似於平常士兵疏於操練致使實力不行，雖有抵抗之心，但力有未逮，且戰且退的是少陽。所謂不濟，就是整體抵抗還算占上風，只是後勁不足，士氣亦有低落嫌疑。少陽病的典型方劑是小柴胡湯，中醫叫「和」劑，和戰場上的講和有異曲同工之妙。核心思想是在守住己方陣地的情況下，不急於進攻，等已經疲憊不堪的士兵緩過點勁兒了，再跟敵人戰鬥不遲。

太陰病

太陰為陰之始，陽少陰多，相當於一天中開始進入傍晚，人生已年過半百，好漢不提當年勇。太陰代表著各種不足的開始，自身陽氣和外邪的對峙中已漸落下風，邪之攻體開始入裡。因人的衰退規律是脾和肺先衰，所乙太陰病必將累及脾或肺。太陰病已經進入了防守階段，表明敵我對抗態勢出現抵抗不足，一息尚存絕不會束手就擒，奈何國力衰微，只好暫時防禦。太陰和少陰均屬防禦，祝味菊先生把這兩個都定義為抵抗不足。為區分太陰和少陰的不同，我將太陰定義為抵抗不足，少陰定義為無力抵抗，這樣可以更加完善抵抗理論的陰陽往復的思想。這一時期沒有更好的辦法，《傷寒論》的太陰病方劑最少，像桂枝加芍藥湯、桂枝加大黃湯、四逆湯等都本著溫脾陽的思路。核心思想就是守住胃氣不敗，內經說「有胃氣則生，無胃氣則死」，相當於在戰場上的對敵鬥爭暫時看不到速勝的可能，守住根據地，徐圖將來。

少陰病

少陰為陰之極，內經界定為「兩陰交盡」，純陰無陽。相當於一天中的深夜，或者一生中的花甲古稀，代表自身陽氣和外邪的對峙中只有招架之功，全無還手之力，為無力抵抗。因人身衰退次序中脾、肺之後是腎、心，所以腎和心屬少陰。邪之攻體已經入裡，必累及腎和心，須知腎藏志，心藏神，所以這一時期的身體特點就是垂頭喪氣和心神不寧。所以醫聖給少陰的定義為：「少陰之為病，脈微細，但欲寐也。」也就是整個人病懨懨的，無精打采，總想睡覺，一副垂頭喪氣的模樣。就像我們當年的抗日戰爭進入 1940 年到 1943 年的時候，賊兵勢大，我們完全處於守勢，短時間內也無法形成有效反攻，妥協和混亂難免夾雜其中，這一階段的核心思想就是堅持住，別無他法。在少陰病的治法中體現的就是鼓舞正氣，因病入少陰必傷腎和心，所以典型的方劑既有如白通湯、附子湯、麻黃附子細辛湯、真武湯等以大劑附子為君藥，溫腎陽，兼顧開散的方劑；也有如黃連阿膠湯、苦酒湯、桃花湯、桔梗湯等以清心為要的方劑。

厥陰病

厥陰為陰之尾，陰盡則陽出，相當於一天中黎明前的黑暗，也類似於人生的耄耋之年。快走完了一生的時光裡，既有萬事皆休的悲涼，也有來生來世的期盼。厥陰代表著最後的時刻，代表著衰弱無力，也代表著新生的希望。在抵抗中表現為對敵已退無可退，敵之攻擊也已漸疲，而自身陽氣漸複，屬於最後抵抗。因人身最後衰退的是肝和心包，所以厥陰病必累及肝或心包。厥陰為最後時刻，再不反抗就要亡國了。這一階段相當於我們抗日戰爭的 1944 年，局面雖極艱難，但有遠見的領導人已經看到，只要再堅持堅持，勝利的曙光已經出現。但是這個時候也是最兇險的，成則陰盡陽出，驅敵至國門之外，敗則萬劫不復。醫聖所列方劑也不多，著名方劑是烏梅丸。因厥陰病必累及肝，以烏梅之極酸收斂，柔肝緩急，既有神妙也有無奈。又因病至厥陰，多有久寒，非大劑重味不能見功，如戰場持久戰之後的大決戰，多一戰而定乾坤，非大醫不能駕馭厥陰方劑。

還有一些醫聖定義為合病，在《傷寒論》中有太陽陽明合病，太陽少陽合病，陽明與少陽合病，三陽合病四個類型。從抵抗理論來解釋也簡單得多，如太陽陽明合病，其實就是身體應激反應正常但同時身體消耗過大。在《傷寒論》中對二陽合病的表述是這樣的：「二陽合病，太陽初得病時，發其汗，汗先出不徹，因轉屬陽明，續自微汗出，不惡寒，若太陽病症不罷者，不可下，下之為逆。」

我把這段話用現代人能聽得懂的語言翻譯過來是這樣：假如一個人在病毒或是細菌來侵襲我們的身體時，我們可以用發汗的方法把敵人趕出體外。如果沒成功，那你的身體消耗可就要大得多了。不過沒關係，只要堅持不懈，消耗大點慢慢跟敵人鬥，還是可以通過發汗把敵人趕跑的。要是一開始發汗不太成功，可千萬不要用下法，想用排泄的方法趕跑敵人，那叫引狼入室。

太陽陽明合病，張仲景用葛根湯、葛根加半夏湯、麻黃湯等，實際上偏重太陽病的治法。

太陽少陽合病就是當外敵來襲時，抵抗不久便抵抗不濟，雖有不濟但抵抗能力仍在，比之單純的少陽抵抗不濟要輕。在《傷寒論》中對付太陽少陽合病用黃芩湯和黃芩加生薑半夏湯，其實就是小柴胡湯的變方，總的說來太陽少陽合病治法偏重少陽治法。

陽明少陽合病就是當外敵來襲時，雖頑強抵抗，奈何後援不濟，前線雖有與城共存亡之決心，但補給缺乏，更增決戰之危險。在陽明少陽治法上，張仲景說到：「陽明少陽合病，必下利，脈滑而數者，有宿食也，當下之，宜大承氣湯。」這裡完全採用了陽明症的治法，說明陽明少陽合病和陽明病無本質區別，主證仍是陽明病。

三陽合病也就好理解了，當外敵來時，開始身體應激反應正常，但很快身體消耗很大，而且後援不濟，抵抗漸轉不足，雖有殺賊之心，奈何章法有點亂，且組織調度不順暢。醫聖主以白虎湯：「三陽合病，腹滿身重，難以轉側，口不仁面垢，譫語遺尿。發汗則譫語，下之則額上生汗，手足逆冷，若自汗出，白虎湯主之。」從描述上看，三陽合病以陽明症表徵為主，但不足以用大承氣湯。以白虎湯清內熱，生津液，乃是抓主證的無奈之法。既有抵抗過激，又有後援不濟，正常抵抗也在，情況複雜，先清心為要，冷靜下來慢慢想辦法。

抵抗理論是祝味菊先生的絕妙發明，但其實也就是張仲景的六病的現代化解釋。不管張仲景在定義太陽病、陽明病、少陽病、太陰病、少陰病、厥陰病時有沒有抵抗理論的概念，實際的人體的陰陽變化就是不同的抵抗模型，用陰中之陽、陽中之陽這些語言表述的話，既難記又難懂，遠不如抵抗二字容易理解。

四、傷寒欲解時

在《傷寒論》中有一個千古未解的謎語，後世醫家反覆印證，至今還沒發現有說服力的解釋，那就是六種傷寒的欲解之謎，而這正是破解《傷寒論》的一把鑰匙，搞不明白傷寒欲解的時段是什麼意思，就永遠無法真正破解《傷寒論》。在《傷寒論》中是這樣描述的：

太陽病欲解時，從巳至未上

陽明病欲解時，從申至戌上

少陽病欲解時，從寅至辰上

太陰病欲解時，從亥至丑上

少陰病欲解時，從子至寅上

厥陰病欲解時，從丑至卯上

這樣簡單的條文折磨了無數醫家一千多年。千百年來，眾說紛紜，難有令人信服的解釋，那麼張仲景到底想告訴我們什麼呢？一個疾病緩解的時間和疾病本身到底有什麼關係呢？

看起來很好理解，就是各種不同的病在某個屬於它自身的時段裡減輕了，後世醫家也有大量的說辭言道醫聖的時間判斷不準確。

在《黃帝內經》中多次闡述陰陽的概念，《素問生氣通天論》裡說：「陽氣者，一日而主外，平旦人生氣，日中而陽氣隆，日西而陽氣已虛。」把一天之陽分而為三，既平旦、日中、日西。《素問金匱真言論》也說：「平旦至日中，天之陽，陽中之陽。日中至黃昏，天之陽，陽中之陰。合夜至雞鳴，天之陰，陰中之陰。雞鳴至平旦，天之陰，陰中之陽也。故人亦應之。」這裡又明確了一天之中白天為陽，夜晚為陰。古人把一天分為十二時辰，一天之陽始於平旦，終於黃昏。一天之陰始於黃昏，終於平旦。陽中有陰，陰中有陽。平旦、日中、日西、黃昏、合夜、雞鳴等都是我們古人眼中的「天時」，也就是《傷寒論》中的太陽、陽明、少陽、太陰、少陰、厥陰。把十二時辰化為 6 個時段。又把人體生物鐘是與天時相應，把疾病的表現形式、發病特點與晝夜時序節律同步，體現的是天人合一思想。

子時	23：00 ～ 1：00	午時	11：00 ～ 13：00
丑時	1：00 ～ 3：00	未時	13：00 ～ 15：00
寅時	3：00 ～ 5：00	申時	15：00 ～ 17：00
卯時	5：00 ～ 7：00	酉時	17：00 ～ 19：00
辰時	7：00 ～ 9：00	戌時	19：00 ～ 21：00
巳時	9：00 ～ 11：00	亥時	21：00 ～ 23：00

就是說，一天中的所有時間也是按照太陽、陽明、少陽、太陰、少陰、厥陰來劃分的。每個時段有兩個時辰 4 個小時。這六個時段到底是怎麼劃分的呢？在典籍裡我還沒有找到準確的答案，但根據文字描述還是可以精准的推斷出一天之中的時段劃分。什麼時間為太陽本時呢？很顯然，太陽為初始，自陰出陽，應該是寅卯相接的時候為太陽初始。卯時和辰時是太陽本時（平旦），從 5 點－ 9 點為太陽，陽之始也。我們再來看《傷寒論》的太陽欲解時是什麼時候？「太陽病欲解時，從巳至未上」。巳至未上，就是巳時和午時；未上，就是未時的開始，並不包含未時。很多醫家解釋包含 3 個時辰是不對的。「未上」是指到未時，巳是 9 點開始，正好是太陽時段結束。《傷寒論》認為如果你是太陽病，那麼就應

該在太陽本時的抵抗最強，因為是合度抵抗，過了太陽時段疾病馬上開始緩解。

再看陽明病欲解時，從申至戌上。

陽明本時（日中）應該在上午 9 點到下午 1 點，即巳時和午時；陽明本時結束時是未時，申時是下午 3 點到 5 點。也就是說由於抵抗太過，至未時本時過去了還是要倡狂一段時間。到 3 點才開始緩解，申時和酉時即下午的 3 點到 7 點是緩解期。

少陽病欲解時，從寅至辰上。

少陽本時（日西）在下午 1 點到 5 點，寅時在早上 3 點開始。這個時間離得就比較遠了，但是如果理解了少陽特點，也可以明白。少陽的特點是抵抗不濟，也就是時好時壞，自身抵抗已經減弱，眼看就和敵人進入僵持階段了，要經過差不多 12 小時才會緩解。

太陰病欲解時，從亥至丑上。

太陰本時（黃昏）在晚上 5 點到 9 點，亥時在 9 點開始。太陰初期，正是敵我進入僵持階段時，雙方都已顯疲態。在經過太陰正時的啟動下，陽氣乍複，所以和太陽的特點一樣，本時結束時馬上緩解，亥時和子時是太陰病的緩解期。

少陰病欲解時，從子至寅上。

少陰正時（合夜）為晚 9 點到夜裡 1 點，子時是夜裡 11 點開始，也就是說少陰在本時段內就緩解開始。

太陰欲解時為亥至丑，而少陰欲解時為子至寅，其中在子時是重合的，也可以說太陰和少陰症確有共同的抵抗不足之症。從側面也印證了祝味菊先生的太陰病和少陰病相差不大，同為抵抗不足的理論的合理性。

厥陰本時（雞鳴）為夜裡 1 點至凌晨 5 點，厥陰病欲解時，從丑至卯上，厥陰是黎明前的黑暗：「厥者，盡也。厥者，極也。」厥陰欲解時正好是丑至卯時，是夜裡 1 點到 5 點，為什麼呢，因為厥陰已經退無可退，不然就又要轉到太陽了，陰盡而陽始，已經沒有時間給你緩解了，只有在厥陰正時做最後的抵抗。

傷寒欲解時揭示的是一種生命規律，我們的一生如四季般周而復始，陰陽往復。每一天也是一年甚至一生的縮影，我們身體的本能會在一天當中有陰陽的變化，這變化就是用太陽、陽明、少陽、太陰、少陰、厥陰來描述。而自身疾病的陰陽變化和一天的陰陽變化是一樣的，所以也就會在一天中輕重有所變化，不同的程度在身體不同的陰陽時間點，有著不一樣的反映。這個欲解時就是一天中對疾病暫時相對勝利的時刻，極其玄妙，卻依乎天理。

傷寒欲解時的臨床價值在哪裡呢？醫聖是在告訴我們，如果你無法判斷一個人得的是什麼病，可以從詢問病人一天之中的感覺來輔助判斷，因為人家不好意思說你們未必如我判斷的這麼准。那麼好，你問問病人有沒有在什麼時間段覺得好一點呢？如果是在幾點到幾點減輕些，然後就告訴你查查書，看看屬於太陽、陽明、少陽、太陰、少陰、厥陰哪種病。人家聖人都告訴你了什麼病對應什麼處理方法，有那麼多的處方，好好斟酌一下選一個用，哪怕照本宣科也八九不離十。

可歎聖師的樸素思想被後人逐條逐句的詳解，解釋了一千多年，注釋多如牛毛，各家爭論不休，卻絲毫不著邊際。大都在將太陽、少陽、陽明、太陰、少陰、厥陰和《黃帝內經》的三陰三陽經絡理論混為一談。近代醫家有人拋開《黃帝內經》的束縛來解釋，但還是不能令人信服。而疾病欲解時間的解釋更是一場糊塗，最終只好在 12 經脈配 12 個時辰上硬套，更加劇了誤讀。

五、非良相之才不能爲良醫

《黃帝內經》揭示的是人一生陰陽盛衰和五臟六腑的關係。《傷寒論》是借用《黃帝內經》的思想，和經絡雖然沒關係，但同樣揭示的是自然界小到一天，大到一年和人一生的陰陽變化如出一轍的規律，而由此也演繹了人體於疾病的正邪相抗的規律。同時張仲景根據人的一生的陰陽盛衰規律推演出不同的陰陽變化對人體的影響，也就是說三陽病階段太陽病必累及膀胱、小腸；陽明病必累及大腸和胃；少陽病必累及三焦和膽；三陰病階段太陰病必累及脾和肺；少陰病必累及心和腎；厥陰病必累及肝和心包。這就是《傷寒論》和《黃帝內經》一脈相承又與經絡全然不同的關係。

古人言：不做良相，便做良醫。治人和治國真是相通的。

在醫學上傷寒就相當於外敵入侵，雜病就相當於國家內亂。好醫生面對病人時便如一國之相面臨國家之難，必須有清晰的頭腦，準確的判斷力。於內協調各部門同心協力，各司其職，使之國泰民安；於外根據國家實際情況制定抵禦外辱的作戰方案。張仲景未必是想像著如何跟敵人對仗設計的處方，他是根據人體陰陽變化的模型作為理論來指導實踐的，但我們現代人對陰陽的理解和醫聖相距太遠，已經無法用現代漢語的語言表述出人人都聽得懂的話，祝味菊先生的正邪相抗的五段論最接近張仲景的陰陽模型。

味菊先生把聖師的六病用抵抗理論解釋對如何用好《傷寒論》的處方極其重要，把歷代庸醫懵懵懂懂的照本宣科的教案提升了不知多少檔次。以小柴胡湯的應用為例，小柴胡湯自古至今都有非常廣泛的應用，也有明確的療效。主治邪在半表半裡，症見往來寒熱，胸脅苦滿，默默不欲飲食，心煩喜嘔，口苦，咽乾，目眩，舌苔薄白，脈弦者。但如何用好小柴胡湯仍然是醫學界永遠的話題。日本曾對小柴胡湯情有獨鍾，做了大量的研究，又是治感冒，又是治肝炎，又是治癌症，幾乎成了百變寶方。上個世紀九十年代，日本國家醫藥管理部門對小柴胡湯改善肝病患者的肝功能障礙之功效予以認可，並作為肝病用藥正式收入國家藥典。一時間小柴胡湯成了暢銷藥。但此後不斷出現因服小柴胡湯出現間質性肺炎的事件，隨後日本厚生省向藥師下達要注意小柴胡湯引起間質性肺炎副作用的通告，引起日本漢方界一片譁然。1997 年，日本厚生省發佈通告稱，出現發熱、咳嗽、呼吸困難等情況下，立即停止使用小柴胡湯。二千年最終發出通令，全面禁止肝炎、肝硬化、肝癌患者使用小柴胡湯。這是日本用西醫理念應用中藥的一個典型案例，只學漢方，不懂《傷寒論》原理，不明白小柴胡湯的適應症到底是什麼，終究是頭痛醫頭腳痛醫腳，也可能糊里糊塗的治好了某些人，也可能糊裡糊塗的治死了人。可是話說回來，別說日本人不懂，我們中國的中醫藥界也照樣不懂。小柴胡湯的適應症很簡單，就是抵抗不濟的情況最宜，但有傷寒少陽證，正邪相抗，元陽尚有餘力，以小柴胡湯和之，必豁然而愈。《傷寒論》中給出的小柴胡湯表像很多，除前述的胸脅苦滿，默默不欲飲食，心煩喜嘔，口苦，咽乾，目眩；還有或渴、腹中痛，脅下鞕痞，心下悸，小便不利；或不渴，身有微熱；或咳，又說頭項強，手足溫而渴等等，在加上書中還說但見一證既是，不必悉俱，這麼多症狀只要有一種就用小柴胡湯？顯然是不可能的嘛，準確判斷是否適合小柴胡湯，只要抓住是否適合抵抗不濟就可以了。一是要從少陽提綱入手，即是否有口苦，咽乾，目眩；再者就是看傷寒的少陽欲解時的反應。少陽欲解是在深夜至黎明的寅至辰時，也就是說少陽病的特點是早晨好轉，下午到晚上慢慢又加重，叫往來寒熱，就是時好時壞嘛！因為早晨人體在一天中陽氣開始上升，是對抗外敵力量相對最強的時候，陰盡陽出，精神好轉。這樣的症狀在很多疾病的表現中都有，也就是說抵抗不濟的情況是常見的，不管他是感冒還是肝炎，也不管他是心血管疾病或是癌症化療放療後遺症，都有可能出現抵抗不濟。抓住少陽的抵抗不濟的特點，應用小柴胡湯就會得心應手，該用就用，不該用也知道為什麼不該用。倘若寒邪已直入少陰，自身抵抗不足，已經出現脈微細，但欲寐症狀，就算他有咳，有小便不利，有脅下鞭痞，小柴胡也絕不對症，必是麻黃附子細辛湯類，任你如何化裁小柴胡湯也是枉然。有的醫生用小柴胡湯碰巧治好某個病症，於是發表一篇論文，曰小柴胡湯辨證應用，小柴胡湯臨證舉隅，小柴胡湯新用等，你要看小柴胡湯的應用類論文，給你的感覺就是此方可包治百病，要是治不好的呢？或另選它藥嘗試，或交與其它醫生再做另外的實驗去了。

理解了傷寒論的核心是外敵入侵時身體各種抵抗方略的概念，就像理解了數理化的定理定義一樣，張仲景的處方就像例題，多研究例題，遇到變化才會融會貫通。如果例題都沒有搞懂，那就是可能是極少的部分蒙對了，大部分題稍一變化就做錯。

任何界定為外敵入侵的疾病均可以應用傷寒處方，包括各種現在說的病毒和細菌感染。但是《傷寒論》是基於人體各種不同階段不同方式的抵抗理念，在遇到大面積的感染和可怕病毒的侵襲時，人體自身的抵抗力有時並不能足夠完成抵禦外敵的任務。在這一點上西醫給出了另外的治病思路，那就是製造殺敵的利器，各種抗生素和抗病毒的藥物就是現代化的各種武器。這一點上和現實世界的東西方戰爭理念驚人的相似，中國人更注重戰爭中的戰略戰術，更注重人在戰爭中的作用，而西方世界更注重製造越來越尖端的殺敵武器。應該說兩種思路都有道理，人的抵抗精神很重要，戰略得當也很重要，但武器的先進程度就不重要嗎？在抵抗外敵中，國家上下齊心，民眾全力抗爭往往破敵制勝，但當現代的飛機大炮面對的是古代的大刀長矛時，武器對戰爭的勝負也起著決定性的作用，這一點在晚清和近代中國戰爭史上反覆印證過。對人類的各種疾病的治療可說是中西醫各擅勝場，中醫既有絕妙的哲學理論框架支撐處方應用，也有 2000 多年諸多先輩的寶貴經驗積累。問題是千百年來沒有真正應用好《傷寒論》，空有世界上絕佳智慧的兵法，也有效命疆場的士兵，可惜戰場上的將軍庸才居多，以至於至今仍然知其然不知其所以然。西醫的問題是過於專注於武器，幾乎是唯武器論，殺敵一千自損八百，甚至殺敵一千自損一千二，像個只知衝殺不知進退取捨的莽漢。有時候還殺雞用牛刀，小題大做，所謂良相不以小警而妄動，來什麼樣的敵人用什麼樣的方法，三五個毛賊也一番機槍大炮的猛轟就沒必要了嘛。總之，西醫應該學習中醫的思想，中醫應該借鑒西醫的方法，今天中西醫結合的醫院不少，但有多少人真正能用中醫的思想思考，同時借鑒西醫的先進的診療技術造福於病人呢？至於能夠用中醫的全域觀指導是否需要手術、何時手術更有利，恐怕就更是鳳毛麟角了。

在破解太陽、陽明、少陽、太陰、少陰和厥陰的內在含義和明白了傷寒欲解時的隱意之後，再看《傷寒論》就會豁然開朗，六個名詞的含義和傷寒欲解時就是破解《傷寒論》的密碼！有如對敵作戰而知己知彼的指揮者，排兵佈陣得心應手，自然是勝算大增。至於記下了醫聖的所有方劑，能學到幾成仲景的真諦，那就看各人的悟性了。

第四章　有諸內必行諸外

中醫的診斷學是一門非常複雜又非常質樸的學問。在古代，沒有現在的透視Ｂ超之類的儀器，要想知道病人體內的病態變化是相當困難的。我們的祖先根據內外合一的理論，通過病人外部各種不正常的表像來推斷身體到底發生了什麼問題，它是基於這樣一種思想，那就是不管你體內發生了什麼變化，不管疾病是多麼隱蔽，都會在體外通過各種方法觀測到、觸摸到、體會到。這就叫「有諸內必形諸外」。經過長期的實踐，中醫總結了診斷的四個要素，就是著名的「望、聞、問、切」。最早提出這個概念的應該是《難經》第六十一難。

曰：經言，望而知之謂之神，聞而知之謂之聖，問而知之謂之工，切脈而知之謂之巧。何謂也？

「望而知之者，望見其五色，以知其病。聞而知之者，聞其五音，以別其病。問而知之者，問其所欲五味，以知其病所起所在也。切脈而知之者，診其寸口，視其虛實，以知其病，病在何臟腑也。經言，以外知之曰聖，以內知之曰神，此之謂也。」

實踐證明，一個高明的醫生，通過四診可以準確的知道病人身體疾病的關鍵在哪。儘管這樣的醫生鳳毛麟角，但只能說望聞問切的學問看著簡單，學好極難。不能說四診的本身有問題，事實上，中醫古老的診斷思維方式有時候甚至可以診斷出現代醫學儀器發現不了的病變。

一、望聞問切

在《靈樞．本臟篇》說：「視其外應，以知其內臟，則知所病矣。」表達的就是望診可以通過表像知道臟腑的變化。歷史上有個著名的望診，是說扁鵲的故事。當年扁鵲來到了蔡國，桓公知道他聲望很大，便宴請扁鵲。他見到桓公以後說：「君王有病，就在肌膚之間，不治會加重的。」桓公不相信，還很不高興。十天後，扁鵲再去見他，說道：「大王的病已到了血脈，不治會加深的。」桓公仍不信，而且更加不悅了。又過了十天，扁鵲又見到桓公時說，「病已到腸胃，不治會更重」，桓公十分生氣，他並不喜歡別人說他有病。十天又過去了，這次，扁鵲一見到桓公，就趕快避開了，桓公十分納悶，就派人去問，扁鵲說：「病在肌膚之間時，可用熨藥治癒；在血脈，可用針刺、砭石的方法達到治療效果；在腸胃裡時，借助酒的力量也能達到；可病到了骨髓，就無法治療了，現在大王的病已在骨髓，我無能為力了。」果然，5 天後，桓公身患重病，忙派人去找扁鵲，而他已經走了。不久，桓公就這樣死了。這個故事記載在《韓非子·喻老》。想來不是胡編的，就算有誇大的成分，但扁鵲通過望色可知病人疾病的輕重程度應該是可信的。

清末大醫鄭欽安把望色進行了高度的概括總結，他說：「望色無他術，專在神氣求，實證多紅艷，虛證白青浮，部位須分定，生克仔細籌。吉凶都可料，陽浮記心頭。」把望色最終看陰陽的實質說得一清二楚。

望診的另一個核心思想就是結合五行學說，因為五官和五臟在五行學說中都進行了一一對應，肝對應目，脾對應口，腎對應耳，肺對應鼻，心對應舌。在中醫診斷學的專門書籍中甚至把眼、耳、舌、面都按照全息理論劃分了區域，哪裡的顏色出現異常代表什麼都做了研究。這樣的研究在我看來意義不大，望診的核心正如鄭欽安所說，主要看神，也就是分陰陽，神旺多陰症，神疲多陽虛。

聞聲主要從患者語言氣息的高低、強弱來判斷患者陰陽虛實，核心仍是判斷是否有神，還是考驗的陰陽理解能力，和望診相結合多一層印證而已。

相對說來望和聞對醫生的天分要求比較高，有些人一輩子都做不到一望便知，而問診倒是不用多少天分，只需要努力就能做好的事情。鄭欽安在問症篇總結為「探病須細問，疼痛何由生，寒熱分心久，痞滿判重輕。喜飲冷與熱，二便黃與清。婦女胎產異，經信最為憑。」

如果用幾個關鍵字來描述中醫的話，號脈一定是其中之一，脈診簡直成了中醫的標誌。如果一個人號稱自己是中醫卻不號脈，恐怕很難贏得病人的信任，就算他是行家也不行。《脈經》第一次系統論述各種脈象，總結歸納脈象為浮、芤、洪、滑、數、促、弦、緊、沉、伏、革、實、微、澀、細、軟、弱、虛、散、緩、遲、結、代、動共24種，並準確描述了各種脈象的不同指下感覺。到李時珍時期，又著有《瀕湖脈學》，他根據各家論脈的精華，列舉了二十七種脈象。先以簡明的字句，再以適當的比喻來敘述各種不同的脈象。

現在的人看待診脈就是把幾根手指搭在病人的手腕，但是在唐以前，中醫診脈是四診合參的。有寸口脈、趺陽脈、少陰脈、人迎脈。如在《金匱・水氣病脈證並治》中表述：「寸口脈遲而澀，遲則為寒，澀為血不足。趺陽脈微而遲，微則為氣，遲則為寒。」這是要兩項合參的，有些疾病是要四項合參的。

趺陽脈為足陽明胃脈，在足背沖陽穴處。胃為後天之本，診趺陽脈可以候知脾胃之氣。如《金匱・消渴小便不利淋病脈證治》曰：「趺陽脈浮而數，浮即為氣，數即消穀而大堅；氣盛則溲數，溲數而即堅，堅數相搏，即為消渴。」又如《傷寒論》247條曰：「趺陽脈浮而澀浮則胃氣強，澀則小便數，浮澀相搏，大便則硬，其脾為約，麻子仁丸主之」。

少陰脈指足少陰腎脈，位於太溪穴處。少陰腎為陰陽氣血之本，如《金匱・水氣病脈證治》曰：「少陰脈細，男子則小便不利，婦人則經水不通」。又如《平脈法》曰：「少陰脈不至，腎氣微，少精血，奔氣促迫，上入胸膈，宗氣反聚，血結心下，陽氣退下，熱歸陰股，與陰相動，令身不仁，此為屍厥。」可見診少陰脈象，可辨心腎之氣的盛衰。

人迎脈位於喉結兩旁一寸五分處，為陽明胃脈，主要診察在外的六腑病變，所謂「人迎主外」。正常情況下，春夏季節人迎脈微大於寸口脈、是陽氣旺盛的表現。

也就是說，診脈要兼顧判斷病人的胃氣、腎氣充盈與否，結合寸口脈像，得出一個綜合結論，現代診脈已經見不到了，只剩下了寸關尺的三部九侯。但實際上寸口脈也經常是不准的，在李可的醫案中記載了一個典型的脈象和疾病相反的大實似羸弱的脈微細的病案。

即使是在綜合四診脈象的情況下，鄭欽安認為種種脈象仍然只能是參考，他說：「專以脈定病，決乎不可，氣機變化莫測，焉能以二十八脈相定萬病乎？」總的說來，中醫的診脈是在沒有辦法的情況下一種通過各種脈象對病人體內陰陽表裡的判斷方法，有參考意義，但也不是十分準確的。有經驗的醫生準確率高一些而已。

二、他山之石可以攻玉

在古代我們人類沒有更多的辦法瞭解疾病的所在位置和發展程度，我們的祖先聰明的找到了解決問題的辦法，那就是通過一個人的外在種種表像來判斷內在世界的真實情況。現代西醫在診斷輔助領域有許多辦法，透視，驗血，聽診器，血壓計，體溫表等等，可悲的是到現在中醫仍然只是用望聞問切或者主要靠號脈來判斷疾病。我們的祖先是沒辦法，練就了這一套本事，要知道畢竟不如能長個透視眼來判斷的準確。中西醫之分好像很明顯，凡是我們祖宗的傳統方法就是中醫，凡是外來的醫術就是西醫。在民國期間張錫純都搞中西醫結合了，施今墨還專門學習了聽診器的使用。解放後中醫反倒徹底回歸了原始的診脈法看病，其實中西醫最大的區別是對疾病認識的思維方式，其他的完全是可以借用的。最主要是你用這些儀器完成的項目是不是有著和西醫完全不同的理解，中醫對西醫的診斷儀器當然可以拿來幫助診斷。在這一點上，中醫的骨科應該體會最深。中醫骨科現在相比較西醫仍然有著巨大的治療優勢。現在即使在鄉村的小醫院，骨折也知道照個片子，這時候人們為什麼認同了中西醫結合呢？明顯應該是透視幫助了中醫對骨傷的判斷。像驗血好像就很少使用，為什麼呢？中醫不知道驗血的指標對他的判斷有什麼幫助。其實驗血也是可以幫助判斷的，比如說，血色素低得厲害，那不管什麼病當然兼血虛無疑。儘管中西醫對血的理解不一樣，但貧血同樣屬於中醫血虛範疇那是毫無疑問的。同樣是發燒，白血球是否異常增高也可以用來判斷中醫的治療方案。白血球是幹什麼的呢，人家西醫都告訴我們了，殺滅細菌的嘛，那就是我們身體正氣的代表之一。發燒同時白血球增高那就是身體正常在抵抗，應用張仲景的《傷寒論》就可以在太陽病的諸多方法中去治療。有高熱而且白血球增高得厲害，也許就是反應過激，說不定就是陽明病了。用西醫指標判斷的同時再用望聞問切的方法驗證一下，準確率會極高。西醫的醫生恐怕都遇到過這樣一種情況，就是發燒但白血球並不高，一般情況是病毒感染，因為抗生素是殺滅細菌的，對病毒沒什麼用，所以這種情況是禁用抗生素的。如果我用中醫的思維方式來看這種現象，很有可能是傷寒之少陰病。為什麼呢，白血球並不高，說明身體的防衛能力差，明顯是無力抵抗。在《傷寒論》的少陰病方劑中一定可以找到適合的辦法。有些所謂的病毒性感冒動不動就要打點滴，花了幾百塊錢，纏綿半個月總算好了，還以為是幸事。徒然耗損了元氣，最後還是靠自身的抵抗力慢慢恢復的，真是悲哀！要是判斷正確，按少陰病治療花不了幾個錢，恢復得還又快又好。有些人一說中醫就是喝湯藥，就是保守治療不開刀，這是誤區。醫生的目的是治病，怎麼有利於病情的好轉就怎麼做。一個身患腫瘤的人，僅僅依靠望聞問切是不夠的，透視有助於説明醫生判斷是不是需要手術。必須搞清楚一點，中醫和手術是不矛盾的。有些早期的腫瘤患者手術效果就很好，就算沒有中醫介入，單純的化療、放療也有效果不錯的。

為什麼呢，病人還年輕，自身陽氣還在，有折騰的資本。當然，就算手術後化療、放療，中醫同時進行也會減輕很多病人的痛苦。可要是已經到癌症晚期了，開刀只會徒傷元氣。不開刀中醫保守治療還能活的長一些，也少了很多痛苦。非要手術，結果沒幾個月就西去了，這樣的例子簡直隨處可見。對西醫來說，接受中醫難得很，最堅決反對中醫的都是以西醫為科學標準的。但中醫接受西醫並不難，因為中醫的精髓是思維方式，這是西醫很難短時間改變的。而中醫借鑒西醫很簡單嘛，把西醫的各種診斷手段拿過來用就是了，思想很難拿走，方法用起來有用何難？像 CT、B 超、血尿化驗等等西醫的處理方法都可以在中醫中應用。關鍵是用中醫的思維方式去理解這些指標代表什麼？一旦理解了，又何至於只用號脈去猜測身體內部的變化呢？

第五章　藥性論

中醫靠什麼治病呢？在一般人看來就是喝湯藥嘛，其實中醫除了湯藥還有膏、丸、散、丹、針灸、推拿、按摩等等。但口服湯藥還是最主要的治療方法。中藥是中國傳統中醫特有藥物，它的種類很多，除了植物藥以外，還有動物藥諸如蛇膽，鹿茸等；礦物類如龍骨，磁石等。另外，並不是只有中國產的東西才算中藥，中藥是根據中醫的治病理念篩選藥物，只要符合中醫的治病原理，理論上講，世界各地都有中藥。現有的少數中藥就源於外國，經過長時間應用，已經成為了常用中藥，如西洋參、藏紅花、乳香、沒藥等等。很多藥食同源的物種也是中藥的重要組成部分，甚至純粹的食物也是中藥家族的成員之一。那麼到底我們的祖先是怎麼發現那些可以治病的中草藥的呢，迄今為止，最早的中藥典籍就是《神農本草經》，有所謂神農嚐百草之說。它的成書年代自古就有不同考論，有的說成於秦漢時期，或謂成於戰國時期。但基本認定不是一個人的著作，只是假託神農氏的名字。

神農氏，就是傳說中的炎帝，三皇五帝之一，因傳說他嚐百草，被尊為醫藥之祖。現存的神農本草經雖是後人託名所做，但估計成書時中藥的應用已經比較成熟。後來的《本草綱目》成為了藥性集大成的著作，在藥物分類上改變了原有上、中、下三品分類法，採取了「析族區類，振綱分目」的科學分類。它把藥物分礦物藥、植物藥、動物藥。又將礦物藥分為金部、玉部、石部、鹵部四部。植物藥一類，根據植物的性能、形態及其生長的環境，區別為草部、穀部、菜部、果部、木部等 5 部。動物一類，按低級向高級進化的順序排列為蟲部、鱗部、介部、禽部、獸部、人部等 6 部。這種分類法，已經過渡到按自然演化的系統來進行了。其實《本草綱目》只是在種類上非常齊全，在藥性的論述上沒有優勢可言，而且糟粕不少，隨處可見有很多荒謬之處，例如，鉛粉辛寒無毒，現代則認為是有劇毒的；又如其中收錄的孝子衣帽、磨刀水、豬槽中水、溺坑水、塚上土、蚯蚓泥、梁上塵等等，都能治各種各樣的疾病，荒謬至極。如此所謂經典如何不被吐槽？如何怪人家瞧不起中醫中藥呢？

　　中醫最大的問題是精華和糟粕共存，不能因《本草綱目》的混亂和荒謬就否定很多中藥的神奇作用。神農之後歷代醫家對中藥篩選多有貢獻，唐以後有多種新編本草，存世的各種本草論述不下數十種，但影響最大、作為醫家範本的仍然首選《神農本草經》，後世醫家本草的價值大都體現在某些新發現藥的研究心得。問題是就算《神農本草經》給各個藥物的定義是準確的，那麼神農是怎麼發現這些藥物的特性的呢？比如說：鹿茸，本草這樣記載：性甘、鹹，溫。歸腎、肝經。壯腎陽，補精髓，強筋骨，調沖任，托瘡毒。主治腎虛，頭暈，耳聾，目暗，陽痿，滑精，宮冷不孕，羸瘦，神疲，畏寒，腰脊冷痛，筋骨痿軟，崩漏帶下，陰疽不斂及久病虛損等症。這一大堆功用是不是背下來就可以用好鹿茸？顯然不是，最關鍵是要搞清楚它為什麼可以壯腎陽？那每個人都需要強筋骨，是不是都可以用？你問醫生他是說不出來的，恐怕也很少有學醫的人問藥性中的為什麼，可是如果只是記住了在神農本草裡說的各種中草藥的功效，不知道它為什麼會有這樣的功效，就會在應用上出現大偏差。

再比如說：甘草，在中醫學裡解釋甘草的時候是這樣說的：補脾益氣，清熱解毒，祛痰止咳，緩急止痛，調和諸藥。用於脾胃虛弱，倦怠乏力，心悸氣短，咳嗽痰多，脘腹、四肢攣急疼痛，癰腫瘡毒，緩解藥物毒性等。這樣一大堆作用擺在那，真用起來仍然不會，我看到絕大多數處方分析的時候，解釋甘草都調和諸藥，這等於廢話，如果是這樣的話，所有處方都應該加。還有，既然甘草有止咳的作用，但為什麼很多咳嗽用甘草治療不管用呢？古代曾有諺語：「內不治喘，外不治癬」，就是說哮喘和各種皮膚病都很難治。既然甘草可以止咳，為什麼哮喘還難治？而他所謂解百毒的原理是什麼呢，這些都沒人回答。

如果不從根本上理解藥性，就是把《本草綱目》全背下來也是個糊塗醫生，那麼當年神農是怎麼找到後來療效確切的中藥呢，中藥的篩選是根據那些理論呢？我認為主要集中在以下幾個方面，

一、五行與藥性

自然界的大千世界，哪些可以為我們的健康服務充當藥物呢？真的是神農嚐百草嘗出來的嗎？也是也不是，沒有實踐就不知道藥性，可沒有理論指導也不可能完成藥物的界定，我堅信中藥的「嚐百草」是在理論的指導下的。試想自然萬物那麼多，可能一一去嘗嗎，可見我們的祖先在嘗之前首先要根據理論先篩選可能的藥物。自然界植物何止幾十幾百萬種，一一用身體去檢驗藥性怎麼可能呢，更何況中藥還不僅僅是植物。如果把中藥單純看作草藥的話，世界上很多民族其實也用植物藥草治病的。至今非洲部落仍然沿用很多天然的藥草，只不過除中國之外都不成體系，沒有複方，也沒有理論，而且數量有限，確實是人試出來的，或者說真的是誤打誤撞積累的治病經驗，是用生命積數千年經驗換來的。可是他們沒有產生成體系的醫學，再過幾千年他們也只是對某種植物可以治療某種病的膚淺理解。只有中醫是在一個理論指導下有目的的去尋找可能的藥物，這一理論就是陰陽五行的自然模型，然後經過實驗篩選才有了我們今天紛繁複雜的中藥體系。可以說中藥不僅有實踐的一面，更有理論的指導。

在理論上主要根據天人合一的指導思想，按照五行學說的框架去尋找。簡單說就是根據植物的色、味、型等特性來確定，比如說：我們再來看甘草，我採用神農本草經的注解：

甘草：味甘平。主五臟六府寒熱邪氣，堅筋骨，長肌肉，倍力，金創，解百毒。久服輕身延年。

這樣簡單的解釋神農氏是如何得出的呢？那麼甘草為什麼會堅筋骨，長肌肉？又靠什麼解毒呢？

在五行學說的模型中，脾味甘，色黃，屬土，而在植物中，長在土裡色黃而味甘的正是甘草。甘草也叫甜草，如果你要是單獨喝過生甘草水就知道，那是一種濃濃的甜，我單獨煮甘草水的時候試過，煮到第五遍的時候竟然還是甜的！那麼甘草在藥性中就如同自然中的土性。我們再回頭看看甘草的幾個特性：

其一是清熱解毒：甘草的最大特性就是解毒，即使在現代，甘草的解毒功能在醫院也是經常要用的，不管是農藥中毒，還是藥物中毒，緊急灌服大劑量的甘草水都有效。這就奇怪了，不同的毒物進入體內為什麼甘草都可以緩解症狀？它是發生了什麼化學反應嗎？現代研究表明甘草解毒作用的主要成分是甘草甜素。解毒的原理主要是：一、吸附毒物。二、沉澱毒物，增強肝臟解毒功能。三、腎上腺皮質激素樣作用，提高機體對毒物的耐受能力。我們自然界的毒是靠什麼解呢？是土壤啊！即使現代高速發展產生的各種垃圾，最終的辦法還不是靠土壤慢慢分解？一片土地即使受到了嚴重的污染，只要假以時日，土壤的自我解毒功能仍然可以分解所有的污染物。甘草的吸附和沉澱毒物的功能和自然界的土壤的功能又是何其一致。理解了甘草的自然屬性中的土性，就不需要研究甘草到底在人身體內發生了什麼複雜的化學反應，自然之神奇有時候不是化學方程式可以完全表達出來的。

其二是止咳：甘草的另一個重要作用就是止咳化痰。很多人小時候咳嗽的時候就吃過甘草片，甜得膩人。現在都改成複方甘草合劑了，不過一叫複方就不知道是不是甘草在起主要作用了，但甘草的止咳功效是肯定的。那它的止咳原理是什麼呢？為什麼有些咳嗽管事，有些就不管事？如果你認可甘草的止咳功效，是不是所有的咳嗽都用甘草治療？如果那樣的話，醫學就簡單了。我們再回到甘草的土性特徵上，在中國北方種過樹的人都知道，第一年種的小樹一定要把坑挖的深一點，因為它還沒紮下根過冬不要凍壞了。到冬天的時候最好在樹下再培點土，這樣樹才能安然過冬。因為土有著良好的保溫功能，就算在天寒地凍的冬季，蔬菜最理想的儲藏地也不是冷庫，而是地窖，又恒溫又省錢。土壤提供了良好的保溫保濕功能，這就是土性之一。人和小樹一樣，冬天的時候如果根系不旺，樹下土少，也就是平素脾虛腎弱的人挨了凍會怎麼樣呢，會咳嗽！一顆根系土少的小樹被冷風吹，要是會說話也會咳的，在中醫模型中叫土不生金，這樣理解就簡單了，什麼情況下甘草止咳呢，就是受凍了著涼的那種咳嗽管事，甚至不用任何其他藥，一味甘草就夠了！而要是被傳染了肺炎的咳嗽，或是肺結核的咳嗽，只用甘草那怎麼行？藥理不明，用藥只能見咳止咳，見喘宣肺，蒙對了就是神醫，治不好就讓你另請高明。

甘草的另外的主要功效補中益氣也就不難理解了，自然之土對應的就是人之脾胃，凡脾胃虛弱者，放膽用之，絕無差錯。所謂調和諸藥，其實是沒有的，需要用就用，不需要就不用，絕無百搭的道理，只是凡病者，十之八九脾虛，加上甘草也算適當罷了。

在中藥中，以色、味等五行原則入藥的還有很多，只是甘草最典型。如黃芪之色黃入脾補氣；芍藥之酸斂柔肝止痛；黃連之味苦清心；地黃之色黑入腎、味甘氣厚之補脾等等，道理相同，都是在五行五色無味的理論模型指導下篩選出來的。對現代西醫藥學來說，開發新藥費事費力，幾乎等於大海撈針。而中醫篩選藥物相當於游泳池裡撈針，雖然也不容易，但在人以自然渾然唯一的哲學智慧的指導下，用五行對五味、五色，篩選的範圍極大的縮小了，這才是我們先祖給人類留下的寶貴的自然哲學思想遺產。

二、天人合一的感悟

有些時候單純的五行對應五色、五味不足以全面體現主要的藥性，這時候我們祖先的天人合一的偉大智慧就要起作用了。通過自然的聯想有時候會有意想不到的發現，比如說，在極冷的環境下，動植物能夠生存，它的體內是不是有可以與之抗衡的東西呢？是不是我們可以借用來抵禦我們因寒而生或者陽氣不足的病呢？

我選一個代表性的溫熱藥，前邊說到的鹿茸。鹿茸的功效簡單的說就是壯腎陽，它的壯腎陽的功能如何而來呢？我從鹿角的生長原理和他所處的環境來分析就明白了。只有公鹿才長鹿角，母鹿是沒有的，鹿角的作用就是公鹿的武器，誰的鹿角越大越結實，就表明鹿的腎氣越旺。在動物界這種標誌比比皆是，但鹿和其他動物相比有個特殊的地方，就是鹿角年年換，這在其他動物類似標誌中是沒有的。鹿每年春天開始長新的鹿茸，一直到夏天鹿茸慢慢變硬，到秋天就成鹿角了。現在人工割鹿茸都是在夏天，而後鹿還會長鹿茸，還可以割第二茬，但品質就差遠了。鹿的理想生長環境是在冬天嚴寒，夏天涼爽的地區，中國的東北是梅花鹿和馬鹿的理想生活區，冬天漫長而寒冷，要想在嚴寒的環境中生存，動物體內必須要有相應的熱量和外皮毛，在寒冷的地區的動物中，鹿的皮毛是最短的，簡直沒有什麼禦寒功能，那鹿靠什麼禦寒呢？就靠自身的陽氣充旺，它之所以不怕冷，說明它的體內積聚了足夠抵禦嚴寒的陽氣。到了春天的時候，天氣漸暖，不需要那麼多陽氣了，怎麼辦呢？有些動物靠脫毛，而梅花鹿靠長角。也就是說，梅花鹿在春天來臨後，為了使體內的陰陽保持平衡，將體內氣血元陽集中在鹿茸上，慢慢釋放出來，它積蓄了一冬天的陽氣如同植物春暖花開般，怒放於頂，這樣的氣血元陽的大集合就給人類提供難得的補養劑，這才是神農本草經中描述的鹿茸「壯腎陽，補精髓，強筋骨，調沖任，托瘡毒」的功效的秘密。其實這樣類似的情況在植物中也有，植物在挨過冬天後的春氣勃發也有類似的功效。最典型的是香椿，春天的香椿不僅僅是好吃，是有回陽的作用的。只是和鹿茸相比功效差遠了，一是畢竟鹿和人都是動物類，中醫叫血肉有情，還是更契合人體的功能；二是樹的冬天是冬眠的，元陽本就不旺，開春的升發之力也就差的多。

明白了這些，我們就會知道，鹿茸的好壞和鹿生長的地域有著密不可分的關係，只有在冬天嚴寒，春夏溫暖的地區才會有好鹿茸。為什麼呢？因為冬天不冷，鹿就不會因抵禦嚴寒在體內儲存那麼多能量。可以知道，同樣是鹿茸，海南的鹿茸是沒有藥效的。因物種的關係，鹿茸的陽氣升發原理雖還在，但聚集的陽氣偏燥，這也是有些人吃鹿茸流鼻血的原因之一。而東北的鹿茸是不會上火的，世界公認的中國東北的梅花鹿鹿茸是最好的，這樣的口碑是口口相傳的療效印證出來的。再往北進入俄羅斯的遠東也不好，因為雖然那裡的冬季更加酷寒，但春夏過於涼爽，鹿的升發不足，入藥稍顯粗鄙。

明白了這些，也就明白鹿茸所有的藥性，所謂壯腎陽，補精髓，強筋骨，調沖任，托瘡毒，所有這些功效都是借鹿之陽啟動人之元陽，人身之元陽充旺，自然骨堅身健。

在現代醫學中，有的醫生用鹿茸治療骨質疏鬆，醫案說效果很好，說是取以骨生骨之意，效果應該確實有，但道理說的不對，因為醫理說不通。如果是取以骨生骨之意，何必花大價錢買鹿茸呀，為何不用其他的骨粉呢，普通的豬牛羊骨粉行嗎？當然是實踐過沒什麼用，至少是差遠了，要不然鹿茸早賣不出去了，鹿茸之健骨並非以骨生骨，當然是其本身聚集的陽氣在起作用。

反過來也是一樣的，比如說一種藥叫積雪草，是多年生匍匐草本植物，原產於印度，現廣泛分佈於世界熱帶、亞熱帶區，在中國主要分佈於長江以南各省。積雪草喜生於濕潤的河岸、沼澤、草地中。陶弘景說：此草以寒涼得名，其性大寒，故名積雪草。那麼它的大寒是如何來的呢？唯一的解釋就是在酷熱的環境中植物與自然相抗衡的本性使然。

所以我給出這樣的總結：天生萬物，陰陽平衡，溫熱之處，必有寒物；極寒之地，必有熱藥。根據這樣的理念，可以知道，世界上能夠被人類利用的藥用植物遠遠沒有開發出來，還有數不清的珍寶等著人類去開採，而我們祖先的天人合一的理念就是尋找珍寶的指路明燈。

當然也不是寒地全是熱藥，溫熱之處全是寒物，這是在天人合一的指導思想下篩選出來的特定的藥物。即使同樣都有涼性，也要分大小，有沒有藥用價值，這就要靠實踐了。

有些藥物的篩選完全靠觀察自然，然後把人還原成自然的一部分得到的感悟。比如有一味藥叫合歡皮，是常見樹木合歡的乾燥樹皮，《神農本草經》說：「合歡，味甘平。主安五臟，利心志，令人歡樂無憂…」，看這定義你完全不知道怎麼用它，中醫用它幹什麼呢？主要是治心煩失眠，它到底為啥有治失眠的功效呢？其實就是古人觀察自然的結果。見過合歡樹的人就知道，合歡樹葉有個特點，就是早晨打開，傍晚合攏，特別順應自然，也就是說它日出而歡，日落而睡。古人根據這個觀察把它選入了藥，它管不管用我不知道，我沒親身體驗過，但是有報道一個現代醫生根據這個理念篩選了另一種植物治療失眠有確切的療效，就是花生的葉子。因為他發現花生的葉子也是白天打開，晚上合攏的。他把花生葉子洗淨曬乾，給失眠患者用，取得了意想不到的滿意效果。至於這種植物裡面到底啥東西在起作用，這不是中醫的長項，中醫的優勢是思維方式。

再比如一種藥叫澤瀉，是六味地黃中的六種藥物之一。你聽這個名字，一定是生在水邊的。它是一種沼澤生的多年草本，具有利水滲濕的功效，用於小便不利，水腫脹滿，淋濁澀痛等。它的作用一定是這樣發現的，那就是在水邊生長歡快的植物，也會幫助人體解除水濕壅滯的環境。在中藥中除濕利水的藥物一定是生在潮濕的環境中，一個在沙漠中生長的植物是不可能有利水的效果的，多半會有滋陰潤燥的作用。

同樣，中醫治風濕頑痹是長項，採用的大部分藥物如烏稍蛇、蠍子、秦艽、獨活等等都是在陰濕之地生長或存活。前些年曾經發生過龍膽瀉肝丸致人急性腎衰竭的事故，主要的罪魁禍首是其中的一味叫關木通的藥，這也引起了很多有識之士對中藥毒理實驗的思考。中藥是長期以來古人在天人合一的哲學思想指導之下篩選出來的，絕大部分具有相當的安全性，但確實也應該學習西藥的藥理毒理的嚴謹性。然而關木通事件無關實驗，卻是中醫自己搞出的烏龍。最早的處方是木通，是一種南方的物種。而關木通是東北植物，根本是不入藥的。木通取其去濕熱、利水的功效，關木通根本沒有這樣的作用。如果編寫藥典的人知道天人合一的藥性原理，就會對關木通的作用產生疑問，因為凡清熱利濕的藥物大都生長在南方濕熱之地，斷不可能長在苦寒之處，庸醫害人，莫過於此。

三、偶然所得

有些藥物既不是靠五行學說來驗證，也不是自然聯想後驗證的，而是特定環境下偶然發現的，簡直如在自然界偶然發現的寶石。但其中仍然包含了天人合一的思想，如果沒有這樣的理念，近在眼前也會失之交臂。

比如說有一種藥叫老鸛草，主要用於祛風濕，通經絡，止瀉利，它有一段發現傳奇來歷。據說當年藥聖孫思邈在四川峨嵋山上修行，在洞中煉丹也兼採藥治病行醫。由於四川屬盆地氣候，濕度很大，上山求醫的患者很多都患風濕病，孫思邈用了很多方法也不是很好。一天，孫思邈上山採藥，忽然發現有一隻灰色的老鸛鳥在陡峭的山崖上，不停地啄食一種無名小草。過了幾天，孫思邈又見到這只老鸛去啄食此草，奇怪的是這次老鸛比上次飛得雄健有力了。於是，孫思邈想，老鸛鳥長年在水中尋食魚蝦，它怎麼就不怕風濕邪氣呢，會不會是吃這種草能祛風濕呀。老鸛能吃就說明此草無毒，食用該草後飛得更有力，說明這種小草有強筋健骨的功效。隨即讓徒弟採回很多這種小草，煎熬成濃汁，讓前來應診的風濕病患者喝著試試。沒想到效果出奇得好，原來雙腿及關節紅腫的症狀均已腫消痛止，並且可下地行走了。一傳十，十傳百，慕名前往治病的絡繹不絕。病人不知道孫思邈到底用的什麼藥，孫思邈說：這個藥草是老鸛鳥首先認識發現的，應歸功於老鸛鳥，就叫「老鸛草」吧！ 由於中藥老鸛草對風濕病確有顯著的療效，民間慣用的老鸛膏和老鸛草外用膏藥治療風濕痹證一直流傳至今。

同樣的故事發生在另外一個藥物上，那就是淫羊藿。這個草藥的發現過程估計比老鸛草更加真實。據記載，南北朝時的醫學家陶弘景，他曾整理《神農本草經》，說不定現存的《神農本草經》就是陶弘景的版本。他自己後來也編了一本書，叫《本草經集注》。嚴格說來陶弘景是個道學家，醫學只是副業，歷史記載老先生一輩子煉丹就煉了二十幾年。

一天他去採藥，聽一位老羊倌對旁人說：有種生長在樹林灌木叢中的草，公羊吃完以後，與母羊交配次數明顯增多，而且陽具長時間堅挺不痿。說者無心，聽者有意。陶弘景想，這種草能給羊壯陽，是不是就應該可以給人壯陽呢？這時候天人合一的思想再一次起了巨大的作用，陶弘景認為這很可能就是一味補腎良藥。於是，他仔細的向羊倌詢問，又經過反覆驗證，果然證實這野草的強陽作用不同凡響。後來他就把這種小草收錄到自己的《本草經集注》中，並給它起了個名「淫羊藿」，就是能使羊發情的小草的意思。現代藥理實驗表明，淫羊藿具有多項功能，可以推遲衰老，鎮咳，抑菌，改善睡眠等等。在小白鼠的實驗中也證實了它的壯陽功效，以至於西方國家現在也有淫羊藿的提取物，可見其療效是多麼的確切。

這種偶然的藥物入選核心是古代醫家潛意識裡知道人類是大自然的普通一員，人類和自然中的老鸛鳥以及牛羊沒啥區別。在對自然的本能認知中甚至比動物還差得多，很多動物對哪些植物更有價值遠比人類更聰明。觀察自然，順應自然，尊重自然，從自然中汲取力量，就是中藥篩選的核心理念之一。

四、藥食同源

中藥自古就是藥食同源的，有些藥物的篩選就是從食物中得來的。但並不是所有的食物都入藥，簡單說就是食物中的高級東西才入藥，或者說既是自然界中的精華也可以食用的就是中藥。我舉兩個例子說明，比如山藥：《神農本草經》說山藥「主健中補虛、除寒熱邪氣、補中益氣力、長肌肉、久服耳目聰明」。山藥本來就是食品，河南出產的鐵棍山藥卻入藥，號稱男人吃了女人受不了，女人吃了男人受不了，男女都吃床受不了！當然，這只是吹牛，如果真是這樣，這個世界的性功能障礙就不用醫生發愁了。民間調侃雖有誇大，但山藥補虛的功能是確切的，在著名常用藥六味地黃丸中山藥就是六味藥之一。那麼我們的先祖如何判斷一個基本等同於食品的東西能補虛呢？同樣埋在地裡長出來的差不多的土豆為什麼就不能入藥呢？實踐使用有效當然是依據之一，但大多食物類藥物都見效緩慢，三五個月下來能管事就不錯，醫生如果沒有一個準確的預判絕不可能給某一個食物界定入藥。我想我們的先祖是這樣想的：凡耗地力者皆有妙用。在前邊那個民間調侃後面還有一個後續，就是有人問既然鐵棍山藥這麼好，為啥不多種點？答：地受不了！這是有事實依據的，河南民間有句話叫「一年種鐵棍，十年無地力」。鐵棍山藥原則上要輪種的，就是今年種過的地，明年應該讓地歇一年，就是撂荒，讓土壤自身恢復營養均衡。當然現在做不到，因為土地稀缺，但是種鐵棍山藥必須用足夠的各種肥料，要不然土壤就板結的不行，勉強種產量也不高。簡單說，就是它在生長過程中把土壤的營養吸收的很厲害，第二年再種必須大量補充，而能耗地力的食物必然在其中蘊藏著更高的神秘能量，這就是我們祖先的篩選原則。

類似的情況還有人參、三七、藏紅花，都是原則上必須輪種的。在有條件的情況下，完全撂荒是土地修復最好的辦法，人會累，土地也是。美國的威斯康辛是西洋參的產地，仗著地廣人稀，到現在參農種植西洋參仍然是輪種，在森林中開出一塊地，先種一年大麥或者大豆，然後並不收割，直接第二年深翻到地裡做肥料。一塊土地種西洋參需要四五年才能收穫，收穫一次西洋參就再不理這塊地了，也許幾十年後再種了。參農實驗過，連著種西洋參的話，浪費幾年時間，產出的西洋參品質差到賣不出去的地步，因為被參「吃過」的土地需要用時間再換回活力。

再說一個類食物的藥物：茯苓。也是六味地黃丸中的六種藥物之一。有一種小吃茯苓餅，就是糯米和茯苓的混合物。

茯苓有利水滲濕，健脾，安神的作用。主治水腫，泄瀉，小便不利，痰飲，心悸，失眠。

茯苓為什麼能利水滲濕？祖先沒有說，只是說了它的效用，我用茯苓的生長特性來解釋一下。在中藥裡，茯苓是很常用的藥材，茯苓是生長在馬尾松根部的根莖類東西，是一種真菌，有著細密的縱橫交錯的孔隙。松樹的特點是四季常青，耐乾耐寒。但是要知道冬天既然不凋謝，就要有營養和水分輸送到針葉。而夏季雨水多的時候，松樹的松針又不耐儲存水分，這時候茯苓就起作用了。寄生在赤松或馬尾松的樹根上的茯苓實際上是松樹水分和營養的儲存平衡器。雨水多的時候吸飽了水分，盡可能的生長，等冬天和乾旱的時候，再慢慢的釋放，維持松樹的冬不凋謝。我們的祖先是這麼認為的，茯苓既然能給松樹當水分平衡器，也能給我們的身體當水分平衡器。當我們的身體水濕內停的時候，用茯苓就像給身體暫時加入吸水的多孔海綿，以達到健脾除濕的功效。不得不服的是，我們的祖先在這樣的理念下篩選出來，在人體身上試驗後很多有實實在在的療效。單純把《神農本草經》的藥性背下來是永遠理解不了藥性的，也用不好藥量。像茯苓這種本來就很接近食物特性的藥物，每次用量過小就不行。確實判斷準確，內有濕熱，單次用到 50 克甚至 100 克也沒問題。對一個已經脾虛都舌頭胖大齒痕很嚴重的人，你一次給他在四君子湯裡加十幾克茯苓能管啥用！？

五、用藥糟粕

中醫與自然的聯繫是基於自然萬物的和諧共生，基於人與動物、植物順應自然，本質相同的絕妙理論。可惜中國人太聰明了，想像力太豐富了，經常臆想出自認為正確的謬誤。本來是頂級哲學思維方式，結果演變成了半醫半巫的東西，精華雖不少，糟粕卻更多。中華民族產生了人與自然相互關聯的大智慧，就像一個智者站立在遙遠的星河俯瞰著我們人類的家園。同時，我們的文化也產生了另類的智慧，我叫它臆想的智慧。意念取物，輕功水上漂，煉丹術，在現代科學面前一一現了原形；也連帶讓我們的民族文化跟著蒙羞；連帶著讓中醫的陰陽五行的辨證思維染上了一抹迷信的色彩，以至於反偽科學的人士幾乎或直白或隱晦的將中醫列入了偽科學的範疇。

問題是中醫自身確有讓人攻擊之處，可說瑰寶與糟粕共存。在眾多的藥物中既有已經公認的有確切作用的常用藥，也有雖不常用但其實可以入藥的冷背藥，還有其實沒什麼用但一直以訛傳訛的錯誤藥，更有一些明顯違反藥性的純屬想像出來的不該入藥的荒謬藥。我們中國人歷來以什麼都敢吃著稱，中藥中的本不該入藥的也大膽的吃下去，治病的效果嘛，那就靠病人自己了。中醫如果不能擺脫臆想的神功，就永遠得不到世界的尊重。

來看看我們的《本草綱目》吧，其中赫然列著蝙蝠屎、蠶屎、雞屎等等。它們居然都是中藥，只是它們的名字好聽了，叫五靈脂、夜明砂，晚蠶砂等等。並不是這些噁心的東西只給老百姓用，連皇家也跑不了。當年有個號稱慈禧用的宮廷秘方，是實實在在記錄在清內務府檔案的。方子上有三味藥，叫白丁香、鷹條白、鴿條白，其實就是麻雀、鷹隼、鴿子的糞便，把這些東西加另外五種以白字開頭的中藥中，磨成細粉，調成糊糊，敷在慈禧的臉上。我倒是很佩服清宮御醫的膽識，什麼都敢往老佛爺臉上抹，也不怕老佛爺知道真相砍了他的腦袋。以中國人的想像力就沒想到麻雀的糞便抹臉上會長雀斑？還是以為麻雀的糞便可以消除雀斑？總之，想像力之荒唐舉世皆無。比如說夜明砂，在《神農本草經》中還列為中品，不要聽著名字好聽，其實就是蝙蝠類動物的乾燥糞便。在《本草綱目》中說其藥性治目盲，障翳，明目，除瘧。在《本草經疏》注釋是這樣的：「夜明砂，今人主明目，治目盲障翳。其味辛寒，乃入足厥陰經藥，取其辛能散內外結滯，寒能除血熱氣壅故也，然主療雖多，性有專屬，明目之外，餘皆可略」。

為什麼會想到蝙蝠的糞便能入藥呢？很簡單，古人發現蝙蝠的夜視能力極強，就產生了聯想，既然這種動物的視力極好，它身上的東西應該就可明目。估計蝙蝠身上實在也沒什麼可吃的，就想到把它的糞便入了藥。在科學昌明的今天，我們都知道，蝙蝠的夜視能力完全和視力無關，而是通過超聲波的發出與接收來判斷飛行路程中的障礙物。中國人的想像力有時候實在是無邊無際，由於這東西實在有點噁心，加上都知道了蝙蝠的夜視能力確實不咋地，現在也就不怎麼好意思用了。

不要以為只有古代才應用這些不可思議的東西，在今天的中藥房中仍然可以見到它們的影子。有一種糞便實實在在仍然在用，而且應用廣泛，它叫五靈脂，是寒號鳥的糞便。說是活血散瘀，用於心腹淤血作痛，痛經，血瘀經閉，產後淤血腹痛，經常與蒲黃、延胡索、沒藥等同用。在李可老師的醫案中多次見到使用，儘管我對李老極為尊重，也要說動物的糞便入藥實在牽強。李老急危重症疑難病醫案可說個個精彩，唯獨對五靈脂的使用我不敢苟同，況且即使是治病也未必是五靈脂的效果。因為中藥多是複合劑，以藥理推論很難得出活血化瘀的結論，更何況無論如何人類也無法保證五靈脂的來源每次成分都相同，要是趕上寒號鳥這幾天拉肚子，說不定還有痢疾菌呢！

還有就是真的毒藥，比如朱砂。朱砂本是道教用來畫符驅邪的用品之一，是煉丹術的產物。晉葛洪《抱朴子‧黃白》：「朱砂為金，服之升仙者上士也。」在現在的中醫注釋中這樣界定：主治心神不寧，心悸失眠，驚風，癲癇，瘡瘍腫痛，咽喉腫痛，口舌生瘡。朱砂的主要成分就是硫化汞，現代研究已經證實，進入體內的汞，主要分佈在肝腎，可引起肝腎損害，並可透過血腦屏障，直接損害中樞神經系統。我不知道朱砂的安神的功效是如何確定的，更大的可能性是江湖術士的胡說八道，就算真有鎮靜的功效恐怕也是因為毒副作用在作怪，直接把人吃傻了當然顯得鎮靜安神。同樣荒謬的還有雄黃，雄黃的主要成分就是二硫化二砷，遇熱可轉化為砒霜，那就更加是名副其實的毒藥了。有個叫李寅增的教授特意統計了朱砂和雄黃在 21 種兒童用藥中的含量。「朱砂含量最高的是保赤散，占了 1/4，用於『消食導滯、化痰鎮驚』。雄黃含量最高的是小兒清熱片，占 7.13%。它用於『小兒風熱，煩躁抽搐，發熱口瘡，小便短赤，大便不利』。用於『小兒驚風，抽搐神昏』的小兒驚風散，按照一天服用兩次，每次 1.5g 的用藥量，滿周歲的孩子一天可能攝入朱砂 0.35g，雄黃 0.233g」。小兒至嫩至陽，反倒是朱砂、雄黃在兒童用藥中最常見，簡直是下毒還收錢！和朱砂的毫無道理不同，雄黃不是不可以用，和砒霜治療急性白血病一樣，在晚期癌症上是可以用的。那時候人體正虛邪大實，雄黃和砒霜類似於化療，在醫理上是可以解釋的。癌者，體內之毒也，以毒攻毒乃毒蛇咬手，壯實斷腕之意，所謂兩利相全取其重，兩害相權取其輕。但決不能應用在常見病和兒童藥品中，可笑的是藥典為防中毒，特意規定了每天的安全用量。根據藥典的規定，朱砂的日用量在 0.1g 至 0.5g 之間。問題是不管攝入多少，毒藥就是毒藥，少量也是毒藥。就像三聚氰胺一樣，再微量也是荒謬的。詭異的是，有關部門後來真的規定了一個三聚氰胺的檢出合格用量！我們的民族就是這樣自古至今的荼毒著自己。

還有一種荒謬的藥學理論叫歸經理論，學中醫的學生背誦藥性的時候都會遇到某一種藥物的歸經。所謂藥性歸經是指藥物對機體選擇性的醫療作用，是關於藥物作用部位的理論，把藥物的作用與人體的臟腑經絡密切聯繫起來。歸經學說始創於金代醫家張元素，迨至明代著名藥物學家李時珍極力宣導。到了近代，成為中藥學理論的重要組成部分。

在《黃帝內經》中確實有五色五味對五臟的明確說法，但某一種藥物因為色味對某一個五臟系統起作用，和經絡沒有關係，想像著某一個藥物能順著經絡直達五臟，是純屬臆測，是對藥性的誤讀。

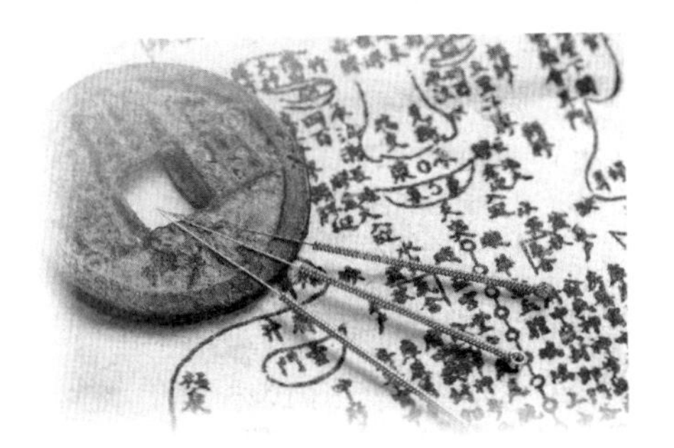

第六章　針灸原理

如果用幾個關鍵字來描述中醫，其中一定有針灸。針灸作為中醫的重要組成部分甚至比湯藥的歷史更長。針灸療法的祖師爺就是《黃帝內經》。後世醫家的針灸論述都是基於《黃帝內經》的理論，在這部我國現存最早且完整的中醫經典著作中，使用藥物方劑者甚少，只有 13 方。而且藥味也不多，很大篇幅都是有關針刺療法的內容，差不多一半的篇幅在講解針灸的各種應用和穴位的位置。其中詳細描述了九針的形制，並大量記述了針灸的理論與技術。兩千多年來針灸療法一直在中國流行，並傳播到了世界，甚至在國外說起中醫第一反應就是針灸。目前西方醫學界已越來越多地瞭解和承認針灸的功效，針灸已成為中醫藥被世界接受的突破口。

針灸的根基在經絡理論，二千多年前誕生的《黃帝內經》記載：「經脈者，人之所以生，病之所以成，人之所以治，病之所以起。」而經脈則「伏行分肉之間，深而不見，其浮而常見者，皆絡脈也」，並有「決生死，處百病，調虛實，不可不通」的特點。故針灸「欲以微針通其經脈，調其血氣，營其逆順出入之會，令可傳於後世」。

那麼針灸到底靠什麼來治病呢，如果你問一個針灸師針灸的原理是什麼？他可能會這樣回答你：「通過針刺人體相應穴位，運用補瀉手法到達調節人體氣血的作用，使人陰陽平衡，恢復健康」。這幾句在中醫看來切中針灸原理要害的話在外國人聽來雲山霧罩，恐怕要準確翻譯都難。我還看到一段結合現代醫學和物理名詞的解釋：「針灸就是刺激穴位下肌梭或游離神經末梢，興奮交感神經，使穴位局部生物電位元增高，產生『酸、麻、漲、熱』等針感，這就是針灸所說的『得氣』。產生針感後，穴位處靜電位明顯上升，在經絡線上出現電位波動，而經絡線以外則不出現。因為臟腑器官產生的生物電通過經絡投射到體表，而體表穴位受刺激產生的生物電，又反過來作用於臟腑器官，調節它的生命活動，它們的影響是雙向的。所以針灸治病的原理，就是針灸穴位產生生物電，通過經絡，調節相應臟腑器官的生理活動，使之功能恢復正常達到治病的目的。」

針灸多年來一直遵循的是經絡學，沒有經絡學就沒有針灸。我國的針灸從遠古時期誕生到現在一直是國人治病的手段之一，自宋制針灸銅人以來，穴位走向和位置已成定法。只有在清朝出現了短暫的中斷，因為人家道光皇帝不相信，說是「針刺火灸，究非奉君之所宜」。認為在人身上刺針荒謬至極，是對聖上大不敬，下令禁止太醫院用針灸治病。後來民國雖一度宣導廢除中醫，但對針灸相對寬容。到二十世紀五十年代，國家還專門成立了研究機構，集中了一批著名專家對經絡的本質進行研究，試圖在解剖學的概念下找到經絡的實際存在證據。那些可憐的專家每天苦苦尋找著根本沒有具體形態的經脈，就像在和自己的影子搏鬥一樣，自然是不可能有實質的收穫。後來又有人利用物理化學手段從光、電、磁入手，提出多重假說，都不能自圓其說。據說上世紀九十年代以後，改向生物學領域借鑒新技術，針灸的原理研究已經深入到細胞、分子層面，甚至基因領域。迄今為止，還沒有令人信服的研究成果，不管研究者的手段多麼先進，在我看來，任何現代醫學概念下執著於有形經絡的研究都將徒勞無功，註定是失敗的。

全世界都公認中國的針灸是有效的，可針灸到底對那些疾病是有效的呢，似乎是百病全治的，又似乎很多病針灸不能解決問題，或者只能起到輔助作用。例如沒聽說那個癌症患者靠針灸治療起到了決定性的作用。那麼針灸的適用範圍到底是那些呢？ 1980 年世界衛生組織公佈認定了 43 種內科疾病可以用針灸治療，據說前幾年美國認定的是 46 種。不管多少其實不是最重要的，而且所謂多少種都是根據西醫的內科學分類條目來計算的。重要的是如果說不清針灸的原理，就算針灸的療效得到了世界的認可終究是不能讓人信服。搞明白針灸到底是靠什麼在治病，搞明白到底能治什麼病，也就是針灸的原理到底是什麼？是中國人乃至於世界醫學界繞不過去的坎兒。

一、到底有多少個穴位

《黃帝內經》把天時和人體一一對應起來，來闡述陰陽之氣的變化屈伸的道理。認為一年有十二個月，地表有十二條河流，一年有三百六十五天，人體也是同理。《靈樞．邪氣臟腑病形》說：「十經二脈、三百六十五絡，其血氣皆上於面而走空竅」。《靈樞．經水》曰：「經脈十二者，外合於十二經水，而內屬於五臟六腑。夫經水者，受水而行之；五臟者，合神氣魂魄而藏之；六腑者，受穀而行之，受氣而揚之；經脈者，受血而營之。」想像著十二經脈像十二條河流一樣，都有各自屬於五臟六腑的源頭。河流是因為承載了水而通行各處；五臟是因為結合了精神魂魄志意而藏於內；六腑因受納了水谷而傳道輸布；經脈因血氣的存在而營運全身各部位。

我們的祖先是怎麼發現的穴位位置以及這些位置的關聯性，現在已不得而知，我想應該類似於現在的全息理論。把人體模型化後，將十二經脈按照某一種動態分佈的方式，結合手足與全身的對應關係，分佈於全身的。至於說足陽明胃經的穴位針刺確實助消化，足少陰腎經的穴位針刺確實治陽痿，我只能說，那是祖先夢中得到了神的指引，像門捷列夫的元素週期表一樣不可思議。但是如果不是因為針灸有確切的療效而先入為主相信祖先的智慧，你稍微細想就會發現，十二經脈對應自然界十二條河流？一年三百六十五天就對應三百六十五穴？這恐怕是搞笑吧！且不說世間河流千千萬，就算真的總結成十二大水系，也跟經絡沒關係，自然界萬流歸海，你人體的十二條經絡氣血歸哪了？更何況，三百六十五穴純屬臆想。《黃帝內經》大約記載了 160 個穴位名稱。直到晉代皇甫謐編纂了我國現存針灸專科的開山名作《針灸甲乙經》，才增加至 340 個穴位的名稱、別名、位置和主治。宋代王惟一重新厘定穴位，撰著《銅人腧穴針灸圖位》。腧穴學的完整理論和穴位名稱位置體系算是基本完成，這也是現在針灸界使用的針灸銅人的源頭規範。但是這不代表這針灸穴位的定法，而現代不斷有人發現新的所謂奇穴，數量還在不斷增加。而且醫家很早就發現許多不是穴位的地方也有治療效果，於是就有一個說法叫阿是穴，就是哪裡不舒服哪裡就是穴位。即使在現在的針灸治療中也大量採用非穴位療法，像面癱的針灸治療，最主要的治療就是針刺神經麻痹的面部，一個病人臉上能刺十幾個針，不管啥穴位不穴位，照樣有效果。國外的運動員背肌受傷用針灸治療時，也基本是哪疼刺哪，根本不管什麼穴位。由此可見，人體的穴位到底有多少仍是個迷。

二、故弄玄虛

針灸界有一種方法叫子午流注，最早是根據《黃帝內經》

中各經腧配不同時段，子午流注理論是把一天 24 小時分為 12 個時辰，對應十二地支，與人體十二臟腑的氣血運行及五腧穴的開合進行結合。假定在一日十二時辰之中人體氣血首尾相銜的輪迴流注，盛衰開合有時間節奏、時相特性。到宋金時期，何若愚、閻明廣著《子午流注針經》。以十二經中的六十六個腧穴為基礎，結合天干地支五行生克，並隨日時的變易推論十二經氣血運行中的盛衰，開闔情況，作為取穴的依據，變成了一個極其複雜的理論。

類似的按時辰配穴的針灸法還有靈龜八法，靈龜八法是一種應用《河圖》、《洛書》演數配穴，相互結合的按時取穴治療方法。八法取穴針灸法以洛書、九宮八卦的古代哲學理論為核心，結合人體的奇經八脈的氣血交會關係，按照日、時干支的推演的數學變化，按時開取奇經八脈與十二正經交會的八脈交會穴的一種針法。根據八卦中陰陽演變，想像著人體的各處穴位會隨時間變化開合，按時開取穴位治療，定時選取與病情相應的八法流注的穴位經行治療。這些神秘而複雜的方法，具體到底是不是確實更有效，我不知道，但是從歷史醫案效果看，沒見哪個醫生靠更神秘的針灸療法治療疑難雜症出名的，借用魯迅評價三國中的諸葛亮的一句話：狀諸葛之多智而近妖。子午流注和靈龜八法可說是寓針灸之神奇而近巫，雖本旨是中醫天人合一的思想，但殊不可信。

與神秘而玄奧的子午流注和靈龜八法相比，已故現代針灸名家賀普仁教授積多年臨床經驗總結的針灸三法我認為頗有道理。賀普仁生前曾長期擔任北京中醫醫院針灸科主任，他博採眾家之長，秉承《黃帝內經》、《針灸甲乙經》的核心理念，卻不拘泥於古人的窠臼，創立了全新的針刺治療學思想。他臨床應用中的微通法、溫通法、強通法被命名為「賀氏針灸三通法」。賀老是真正的針灸大師，而且帶出了不少弟子，雖仙逝而藝留人間，功德無量。

三、排異理論

既然針灸對很多疾病有明確的療效，那就必然有它到底因何產生療效的原理，那麼針灸的原理到底是什麼呢？是不是除了中醫玄而又玄的解釋就再也找不到答案了呢？也不儘然，根據我的研究和切身體會，可以用一個中西醫都明白的詞來解釋，那就是：排異反應！

儘管針灸排異反應的原理是中醫的思路，但這個詞是西醫的，而且西醫比中醫更熟悉，在所有的器官移植中都會遇到。在西醫口中的排異反應是一系列細胞和體液免疫反應，對器官移植而言的排異反應，因為會產生炎症甚至器官壞死，所以醫生會想方設法的抑制它，就是不允許身體排斥移植的器官。這其中的原理就是我們的人體對於任何外來物質都會有強烈的排斥反應，人體當中如果進入外來物質的話，大腦會默認它是來入侵身體的敵人，會調動一切力量想辦法的幹掉它。

從這個角度看問題，就可以明白針刺對身體意味著什麼了。我們的身體在正常的情況下是一個封閉系統，在前面的抵抗理論中有相似的描述。你可以把每一個身體想像成獨立而有邊界有防衛部隊的國家。正常情況下，在全國各地也就相當於我們身體的各處都設有軍隊、警察來維護治安，既防止外敵入侵，也防止盜賊搗亂。全國各地的安全防衛組織有著緊密的聯繫，這些類似於兵營和警務工作站的地方就是我們身體的一個個大大小小的所謂穴位。當一根毫針刺進身體後，大腦馬上會得到一個信號，那就是在某處警務工作站有敵情，而且是空降的，來源不明。雖然可以判斷只是很小的一股可疑人員，但是司令部仍然會調動附近防衛力量去看看怎麼回事，支持戰友並設法幹掉敵人。然而侵入身體的並不是真正的細菌病毒之類的敵人，只是一根殺不掉吃不進的微針。這樣的話就相當於安全防衛部隊雖然在圍攻，但是並不真正消耗白細胞，當微針拔出時，警報瞬間解除。整個過程只是類似於演習，是極好的調動身體免疫系統敏感性的方法。而敵情的大小和針刺的強度直接相關，像前邊說的賀普仁所用強通法是用火針強刺激，就相當於一個極大的警情傳遞給了大腦，大腦會急速調集周邊可用力量，撲向事發地點。整個過程既使防衛力量保持了高度的警覺性，也達到了練兵的目的。這同樣也可以解釋就是即使針刺沒有在《針灸甲乙經》規定的十二經脈的穴位點也照樣管用的原因。因為就算針刺的不是身體的各處兵營或者警務站，只要身體還是一個有機的整體，治安資訊會通過各種途徑到達警務機構，同樣會引發免疫系統的警覺。這就是所有針刺神奇療效的原理所在。至於針灸針刺遠離胃部的足陽明胃經的某個穴位，如足三里就可以迅速緩解胃部不適這樣的神奇事情，你可以這樣理解：在西部某個大型倉儲基地發生的小火情在全國糧食儲備系統被通報，自然引起中央倉儲基地的高度重視，迅速排查發現隱患，各種安全管理措施層層落實到人，使中央倉儲總部管理面貌為之一新。這就是頭痛可以刺腳，針左可以治右的原理，因為身體各器官有著複雜而有機的關聯，一如我們現代社會的嚴密的管理系統。

由此可見，針灸雖然神奇，但核心原理很簡單，那就是通過異物入體，調動身體排異反應，達到啟動身體免疫的作用。至於很多知名穴位的神奇作用，那只是祖先窺視到了我們身體各臟器之間的神秘關聯，拿到了身體各處兵營和警務站的分佈圖而已。

四、銀針治未病

明白了針灸治病的原理，就會發現，針灸雖然能有效治療很多疾病，但針灸真正的作用是治未病，這一點遠遠沒有被世界認識到。

熱力學定律裡有一個第二定律，也叫熵增定律。可以簡單表述為：在一個孤立系統裡，如果沒有外力做功，熵會不斷增大。什麼是熵？熵的物理意義是體系混亂程度的度量，當熵達到最大值時，系統會出現嚴重混亂，最後走向死亡。熵增定律被認為是有史以來最令人絕望的物理定律。熵增定律的意義並不限於熱力學，它還可以延展到社會學、生命科學甚至宇宙學。薛定諤在《生命是什麼》中說：人活著就是在對抗熵增定律，生命以負熵為生。

將熵增定律應用到生命領域，你就會發現，我們的身體同樣是一個封閉系統。所謂的衰老直至死亡就是熵增的結果，也就是身體內部不斷混亂的結果，而針刺恰恰是打破封閉系統促進身體整理混亂程度的有效手段。在身體免疫機能出現懈怠的時候，針刺可以起到啟動免疫的作用。這一理解對生命健康有著極其重要的意義，甚至可以預防腫瘤的發生。腫瘤的成因多種多樣，西醫認為是基因突變、細胞老化異化的結果。中醫各種解釋，什麼痰濕內阻、氣滯血瘀、陰濕寒凝等等。其實說的都不對，用醫聖執簡馭繁可以這樣理解，體內腫瘤就是相當於一個封閉系統的內亂，也就是張仲景定義的雜病。你可以這樣理解，一個國家內部治理過程中，不可避免的會出現小的治安事件，及時處理不影響整體國家正常運轉，而當內部警務機構出現懈怠到一定程度時，黑惡勢力就會逐漸做大，到了很嚴重時，就會變得難以治理。而腫瘤就是身體內部的黑惡組織，一旦到形成有形的腫瘤時，說明整個系統已經混亂到了非常嚴重的地步。對身體而言，最正確的做法是隨時保持身體免疫系統的警覺，在小的混亂階段及時處理，這就需要一個前提，指揮系統也就是中醫概念中的「心」一直非常清醒。保持「心」的清醒有很多方法，如打坐、冥想、站樁、適當食苦等等。但都需要有毅力，需要較長時間的堅持。而針刺提供了一個非常便捷又有效的被動讓「心」清醒的辦法，當銀針入體的瞬間，大腦迅速反應，啟動全身防衛系統，達到讓免疫系統保持戰鬥狀態的效果。由此可見，即使是健康人，隔幾個月甚至每個月用銀針刺激一下身體都是有價值的，可以防止身體免疫系統出現懈怠，將身體內部混亂控制在可治理範圍之內，達到養生治未病的效果。

五、針刺禁忌

我們經常聽到說穴位要如何如何找的准，其實就針刺而言，最關鍵的不是穴位找到分毫不差，而是病人是否適合針刺？針刺的時間多長為宜？也就是說要怎樣適度的刺激他的身體排異反應，使之可以達到啟動身體的活力才是最重要的。

在《素問禁刺論》中這樣描述：

> 無刺大醉，令人氣亂，無刺大怒，令人氣逆。無刺大勞人，無刺新飽人，無刺大肌人，無刺大渴人，無刺大驚人。

在《靈樞經終始第九》中又進一步詳細闡述道：凡刺之禁：

> 新內勿刺，新刺勿內。已醉勿刺，已刺勿醉。新怒勿刺，已刺勿怒。新勞勿刺，已刺勿勞。已飽勿刺，已刺勿飽。已饑勿刺，已刺勿饑。已渴勿刺，已刺勿渴。大驚大恐，必定其氣，乃刺之。乘車來者，臥而休之，如食頃乃刺之。出行來者，坐而休之，如行十里頃乃刺之。凡此十二禁者，其脈亂氣散，逆其營衛，經氣不次，因而刺之，則陽病入于陰，陰病出為陽，則邪氣複生，粗工勿察，是謂伐身，形體淫，乃消腦髓，津液不化，脫其五味，是謂失氣也。

前後雖有小差異，但大意相同。我們可以看出針灸的禁忌主要集中在以下幾個方面：

一、醉酒後宜禁刺，刺後不要馬上喝酒。

二、行房後宜禁刺，刺後不要馬上行房。

三、大怒後宜禁刺，刺後切記不要大怒。

四、驚嚇後宜禁刺。

五、饑渴或飽食後禁刺。

六、勞累未緩時禁刺。

在所有的禁忌中其實就是一條原則，那就是正氣存內，氣機平穩。這樣簡單的原則在現代社會都很難做到，到醫院針灸醫生有誰會關注你是不是饑飽勞碌？有誰會詢問你是不是心平氣和？

通過排異理論就可以知道，發燒必須禁針刺，當身體已經在全力和敵人搏鬥時候，醫生不僅不幫助病人，反增加外敵，當然是不行的。在高熱神昏的情況下，可用針刺放血，不要留針。特殊情況下，如確認病人真氣充旺，正邪相攻太急，屬一時氣閉時，可視具體情況急用短留，相當於為使自己的防衛部隊不至於傾巢出動，大動干戈而引起高熱，再用一小股敵人分散一下主力，可暫緩敵我拼命的態勢，冷靜下來再作道理。對針灸的禁忌一個顯而易見的佐證就是針灸在治療感冒領域鮮有成功的案例，就算有醫案，也是放血療法，留針反受其害。

總而言之，針灸是依賴於激發自身免疫系統的一種輔助療法，疾病輕時可以代替藥物治療，大病久病還要先行藥物治療，到正邪相抗自身抵抗略強時才可以針灸。每年耗費大量的人力物力研究經絡學，報告和成果堆成山，中國人永遠神乎其神，外國人永遠懵懵懂懂，真是可悲。

六、閒話艾灸

歷史上最早推廣艾灸治病的不是醫生，是孟子，他說「七年之病，求三年之艾。」孟子當然不是醫生，當時的語境也是用治病比喻治國，但還是說明當時艾灸是很普遍的事，

扁鵲說過「人之真元，乃一身之主宰，真氣壯則人強，虛則人病，脫則人死，保命之法，灼艾第一，丹藥第二，附

子第三」。高度的讚揚了艾灸的作用。《黃帝內經》記載道：「針所不為，灸之所宜。」意思是說，「針法」治不了的病，「灸法」反而能夠治癒。

一般人們都將針灸並稱，事實上，針灸是針刺與灸法的簡稱，但多數人只知「針」不識「灸」。針刺是以針為主要工具；而灸則是以「灸」的方法施治。灸就是烤，喜暖怯寒是人和動物的本能。古人選擇以艾作為施灸原料，主要是基於艾葉易於燃燒、溫度易控、氣味芳香、資源豐富、來源廣泛、易於加工、便於貯藏等特性，並不是只有艾條點燃了才能灸，用現代的等同溫度的熱棒效果是一樣的，不要相信什麼艾條的煙也能治病的鬼話。

身體遇溫熱而氣血通就是艾灸的所有解釋，時常灸一下僵硬瘀滯的部位有益無害，但也不要寄希望於艾灸治重症。媒體一段時間把艾灸捧上了天，就好像艾灸可以通治百病，搞得藥店的艾條價格暴漲，倒是解決了艾條生產積壓的歷史問題，這是誤導民眾，是無知的表現。

第七章　幾種常見病的中醫思維方式解讀

我經常想，人為什麼會生病呢？這儼然是個不成問題的問題。俗話說，人吃五穀雜糧哪有不生病的。可萬事知其然也要知其所以然，如果連疾病的原理都不知道，只能是以藥試病，就算是治好了病，也不知道是不是人家病人自己自癒的。我們經常會聽到西醫說疾病病因的時候，說道發病機理不明，而中醫任何疾病都可以解釋的頭頭是道，可是說的又全是普通人聽不懂的名詞。中醫由於是同病異治和異病同治兼有，對疾病的劃分自有一套體系，如陽虛寒凝，虛勞，胸痹，痰飲，腸癰等等，疾病的名稱大都就是病因的簡稱。西醫則不然，中西醫對疾病有著完全不同的理解，連疾病的名字都全然不搭界。西醫基本上是按照器官來分類，比如耳鼻喉科、肝膽外科、腦外科等等。疾病的名稱大都是疾病表現出來的症狀，不管疾病是屬於什麼情況，只要某個器官生了病，就要到相應的學科門類去看病。要是器官沒什麼大事，就是渾身不舒服，那就麻煩了，只好去神經科，給點各種維生素，繼續觀察也就是了。中醫則不然，西醫概念裡的一種病，中醫看來因人而異，不會說西醫界定的哪一種病在中醫有個統一的治法。

由於近百年來的西醫昌明，對大多數人來說，你問他得了什麼病，則完全按照西醫的劃分法，如高血壓、糖尿病，病毒性感冒等等。但是你要問醫生，人為什麼得高血壓，原因是什麼，恐怕沒人說得清。因為高血壓本身是這個疾病的表現，西醫基本完全是用疾病表現來命名的，至於原因嘛，只有天知道。那麼能不能結合中醫理論，用普通人聽得懂的語言，解釋常見病的發病機理呢？只要中醫思維在，其實是可以的。下面我就試試用中國人都聽得懂的語言解釋一下幾種常見病，其他疾病也都一樣，原理是最重要的：

一、感冒

感冒是每個人都要面臨的四季最常見的病。每個人表現出來的感冒症狀各不相同，有些人抗一抗就過去了；有些人纏綿難癒，甚而引發了其他的疾病；有些人一場感冒就差點要了命。在西藥進入中國之前，中國人得了感冒只好喝湯藥。有運氣好的幾付藥下去痊癒了。庸醫胡亂治一通，不好不壞的靠自身康復的也不在少數。西醫贏得了中國人的信任之後，陣痛解熱加抗生素成了治療感冒的法寶。但時至今日面臨感冒，西醫的治療仍然是糊裡糊塗。基本上處於靠自身抵抗力恢復的境況，號稱吃藥七天好，不吃藥一周好，基本就是緩解一下症狀而已。中醫也好不到哪去，除了有點感冒沖劑類的中成藥，對感冒的原理胡說八道一番，核心的問題還是沒有讀懂《傷寒論》。在中醫的概念中，感冒是典型的「傷寒」，也就是說人體受到了外邪的侵襲。在治療用藥上有著非常豐富的經驗，相比很多疾病用中西醫結合治療效果較好的情況，對於感冒純中醫治療完全可以。而且只要判斷準確，恢復快且不傷身，正確理解《傷寒論》對付普通的感冒一如殺雞手握牛刀。只是相對於陣痛解熱，《傷寒論》的各種方法實在是太複雜了，要想讓普通老百姓掌握很困難。現在中醫界，流傳著這樣的說法，感冒分為風寒感冒和風熱感冒兩種類型。號稱名醫的人在媒體上煞有介事的解釋過這兩種感冒類型的區別，還列舉了兩種感冒的症狀，然後對應該吃什麼中成藥。中醫學如果這樣普及，路只會越走越窄。感冒的機理既簡單又複雜，又哪裡是一個風寒風熱分得清的呢？他們說的風寒感冒只是中醫傷寒中的一種，而所謂風熱感冒更像中醫傷寒陽明症的描述。祝味菊說得好：「所謂風熱病者，乃是近乎太陽陽明之症，非風中有熱也。」把感冒分為風寒和風熱兩種類型是極其糊塗的。你只要聽到從某個中醫口中對感冒說出風寒和風熱的分類，就知道他百分百沒看懂傷寒論。

在對付這些常見病方面我們的先人已經總結了大量的方法，絕不是幾劑中成藥那麼簡單，很多時候吃中成藥適得其反，還不如什麼都不吃。

要想把感冒徹底解釋明白，就要長篇大論的解說《傷寒論》了。這裡我講一些簡單的判斷方法，在生病時可做參考：首先我們要明白，絕大部分的感冒就是外敵對我們身體的入侵。所有的感冒，不管是因為病毒，還是細菌，或是中醫意義上的風寒濕邪，道理都是一樣的，都是身體有了入侵的敵人，只是敵人實力強弱不同而已。我把感冒簡單的劃分幾種不同情況：一種是不發燒，一種是高燒，還有一種是低燒，另外還有時好時壞的發燒。對於不發燒只是頭痛鼻塞的情況，我更傾向於不吃藥。並不是說這種情況不需要吃藥，而是大部分的情況下吃藥得不償失。本來靠自身元陽抵抗，慢慢康復有一周足夠了，用藥不對症反倒使病情纏綿難癒。我經常看到同事在感冒時用感冒沖劑加板藍根沖劑一通猛吃，美其名曰把疾病頂回去。感冒沖劑倒也罷了，板藍根苦寒敗胃，絕非普通感冒所宜，身體強壯的不吃也沒事，身體弱的反耗自身元氣。

高燒

嚴重的感冒常常伴有發燒，人為什麼會發燒呢？很簡單，敵人來了要禦敵嘛。對高熱而言就是敵人較強，反擊也較強。根據前述的抵抗理論，高燒有正常抵抗，也有抵抗太過，也就是前文所說的太陽陽明症。一般說來，外形壯實的多偏太過。在高熱之下必有兇險，這也是溫病寒涼學派的群眾基礎。溫病學派長於退熱，但不問青紅皂白，強把傷寒和溫病分開，其實是一葉障目不見泰山。確屬抵抗太過的，以所謂溫病治之，一矢中的，其他情況可說是助紂為虐。中醫把握抵抗太過其實並不難，現在有西醫的各種輔助，體溫計顯示 39 度以上的都可考慮。再加之中醫的望聞問切的綜合判斷，抵抗太過必有精神亢奮，聲音洪亮，煩躁，口臭氣粗脈大有力，一派陰虛陽亢之象，在陽明病或太陽陽明病中去找對應的處方就是。若無陽亢而高熱，多半是厥陰之終極抵抗，情況複雜，多屬危候，此不做詳述。

低燒

感冒中的大部分情況是低燒，就是 38 度 5 以下。低燒意味著什麼呢，大都是無力抵抗，多數屬少陰症，少數屬太陽症。明白了抵抗原理，這就很好理解，外敵來襲時身體調動防禦部隊進行抵抗，可惜敵強我弱，被迫處於守勢。這時候我們要做的是幫助在家守衛部隊，同心協力，抵禦敵人。而現在的西醫治療感冒的做法，對低燒者傷害最大。道理很簡單，因為西醫的抗生素主要以殺滅細菌為主，同時也殺滅了白細胞，相當於不管友敵一起幹掉。而抵抗不足者本就防衛不足，殺敵一萬，自損八千，要是兵多將廣倒還可行，將少兵弱又如何能拼的了消耗戰？若是沒有細菌感染而是病毒入侵，更是只殺自家人，對敵人卻奈何半點不得。每年因感冒誤用濫用抗生素不知多少，有證據表明西方國家對抗生素的應用比我們謹慎的多，外國小孩的感冒經常是物理降溫，在抗生素的應用上比我們要嚴謹的多。現代社會人的體質普遍較差，感冒最多的處於抵抗不足的情況，也就是有些中醫講的名詞叫直中少陰。有時候出現這種情況，開始感冒的時候是高燒，中西醫治的不了了之，總算不燒了。沒過多少天再次感冒，卻不發高燒而是低燒了，甚而幾次感冒一次比一次燒的溫度低。這就說明前期本應用少陰治法的時候一再延誤戰機，抵抗依次減弱，如若再不鼓舞正氣，體質必然下降一大截，生活中因為一兩次感冒體質下降很久恢復不過來的比比皆是，醫理不明，傷人無算。

往來寒熱

感冒還有一種情況是時好時壞，經常是早上好點，午後又燒起來。這種情況多屬於少陽症，就是抵抗不濟，有力氣時就拼一陣，沒力氣時就退下去，處在敵我交戰，抵抗略有不濟的境況。這個時候用中醫汗法、下法均不宜。《傷寒論》中少陽治法很簡單，只有和法，小柴胡湯是少陽的典型方劑。事實上，大眾的感冒很多時候小柴胡湯非常管用。當然是因為他得的就是少陽病，主要是普通感冒少陽病的比例是很大的。曾經有醫生對拿不准的發熱全部用小柴胡湯加加減減，居然也獲得了非常大的名聲。

所謂的「風寒感冒」

還有一種很普遍的情況，嚴格並不算是外敵入侵。雖然在《傷寒論》定義中可以算風邪，但是，其實沒啥外敵，那就是寒冬被凍壞，甚至是盛夏出汗之後吹空調後發燒，這種情況西醫更是懵懵懂懂，除了退燒沒啥辦法。化驗白血球不高的時候就告訴你是病毒，其實連病毒都沒有。對於中醫來說，原理很簡單，因為我們的身體就像一個獨立的系統。這個系統需要和自然界保持每分每秒的交流互換，呼吸新鮮的空氣，吃進有營養的食物，排泄掉代謝後的廢料等等。這其中很多人忽視了，我們的皮膚其實也是對外交流的視窗，那就是負責對外排汗散熱。我們身體的汗毛孔會根據外界溫度的變化調節開合的程度，奔跑或者天氣熱的時候，就展開的大點，溫度低天冷的時候就開小點，但絕不能全部關閉。從肺開竅於皮毛的定義就知道，全部關閉人就不透氣了。冬天著涼和夏天吹空調出汗後著涼都是這個原理，就是汗毛孔急速關閉，讓身體不透氣了，本應從汗毛孔排出的體內集聚的熱量和廢料排不出去，就在體內形成了無法釋放的鬱熱。這個時候怎麼辦呢？《傷寒論》有很好的辦法，就是用藥物打開汗毛孔的同時用寒涼給體內降溫。核心就是加速打開被急速封閉的汗毛孔，恢復正常的體表疏泄功能。這恐怕就是專家們口中的風寒感冒，仍然全部在《傷寒論》的治療體系之內，但不只是一種症候，同樣有太陽、陽明、少陽、太陰、少陰、厥陰六病的可能。

　　總之，大眾眼中的感冒雖然各種各樣，終不離傷寒的範圍，只是準確把握到底是六病中的哪種情況是極難的，也絕不是所謂風熱感冒和風寒感冒的劃分。至於吃藥七天好，不吃藥一周好，那是因為六天為一個陰陽輪迴週期，正氣來複就需要六天。太陽、陽明、少陽、太陰、少陰、厥陰六病的分類也是這麼來的，就是到第六天是一個陰陽輪迴。搞懂這些得了感冒就不會亂吃藥了，因為西醫沒辦法，中醫沒幾個明白的，不嚴重的感冒還不如啥藥都不吃靠身體自愈呢！但是話要說清楚，並不是中醫本身不行，是大部分中醫師不行，醫聖給出了各種治病方法，是後人蠢笨不會用。

二、糖尿病

2021 年 12 月，完整版《2021IDF 全球糖尿病地圖》於國際糖尿病聯合會（IDF）官網重磅發佈，指出糖尿病是 21 世紀增長最快的全球突發衛生事件之一，作為重大的健康問題，其已經達到了令人擔憂的程度。新版 IDF 地圖資料顯示，過去的 10 年間（2011 年至 2021 年），中國糖尿病患者人數由 9000 萬增加至 1 億 4000 萬，增幅達 56%，其中約 7000 餘萬名患者尚未被確診，比例高達 50%。發病原因依次認為可能是遺傳因素、肥胖、年老、生活方式等等。幾十年前，中國的糖尿病發病率極低，那時候窮的飯吃不上，糖少的可憐，吃的都沒有，更別說糖多了，因此現在主流的認識是糖尿病病人的大幅增加和生活條件好了以後的飲食非常有關。

糖尿病以血糖、尿糖異常升高為標誌。血糖就是指血液中的葡萄糖，其他各種糖類，如果糖、雙糖、多糖都只有轉化為葡萄糖進入血液之後才能稱之為血糖。正常人體的血糖濃度同樣也是處於穩定和平衡之中的。一旦平衡被破壞，如血糖異常升高，就會出現糖尿病。

糖尿病的中醫模型是什麼呢？我們從分析糖尿病的機理來入手，在某種疾病無比複雜時，我們把人體化身於自然萬物中，經常會得到奇妙的思路。如果我們的身體是大自然的話，我們的血管是什麼呢？應該類似於江河湖海。正常的身體指標就像人與自然和諧共生的美妙圖畫，蟬鳴林靜，小橋人家，河水湖水清澈見底。那異常的指標呢？血糖代表著什麼呢？在中醫的五行與五味五色的分解中，明確說道：脾屬土，色黃，味甘。糖自然屬脾，屬土。那就是說如果我們的身體是一個小自然的話，糖尿病就是土入水中，那不就是水土流失嗎？儘管糖尿病個人情況千變萬化，但由於這樣一個共性指標，毫無疑問，糖尿病的中醫解釋中有一個主證，那就是脾虛！在中西醫的絕大部分疾病中，西醫所說疾病的名稱和中醫是兩碼事。如西醫說的失眠，在中醫看來可能是腎虛不眠，也可能是氣虛不眠，肝熱不眠，肺熱不眠等等，是不同的疾病，唯獨糖尿病我認為基本都是指的一類疾病。儘管中西醫的理解和治法還是大相徑庭，但治病的思路完全可以按照同一條主線入手，西醫控制血糖，中醫自健脾補腎入手。

說起糖尿病就要提到胰島素，有關胰島素的原理解釋是這樣的：「胰島素是機體內唯一降低血糖的激素。胰島素能促進全身組織細胞對葡萄糖的攝取和利用，並抑制糖原的分解和糖原異生，因此，胰島素有降低血糖的作用。胰島素分泌過多時，血糖下降迅速，腦組織受影響最大，可出現驚厥、昏迷，甚至引起胰島素休克。相反，胰島素分泌不足時導致血糖升高，引起糖尿，同時由於血液成份中含有過量的葡萄糖， 亦導致高血壓、冠心病和視網膜血管病等病變，胰島素的功能還包括參與脂肪和蛋白質代謝」。

有關胰島素的功能是很好理解的，就是平衡糖在身體中的濃度，問題是它怎麼維持糖在血液中的濃度呢？從上述胰島素功能的解釋可以看出，胰島素實際上是一個糖和脂肪的轉換器，通過脂肪和糖的轉換來維持血糖的平衡。因為糖是人體必不可少的物質，人體每天都需要葡萄糖。在人體攝入多的食物時，身體並不需要那麼多糖分，胰島素負責把多餘的糖元轉化為脂肪儲存起來；當人攝入不夠時再把儲存調出，轉化成身體必須的糖元。這就不難理解為什麼貧窮時糖尿病人少了，身體攝入少的時候，每天的消耗就差不多了，沒多少儲存的脂肪，就算有，也隨時消耗掉。現在生活好了，天天酒足飯飽，大魚大肉，再加上不運動，身體根本不需要那麼多能量，怎麼辦？只好儲存成脂肪。每天只有糖分轉化成脂肪，很少有把脂肪轉化成糖分的機會，問題是天天有新的攝入，到了糖分攝入實在太多，無論如何也轉化不了的時候，血液裡的糖濃度就超標了，甚至連尿裡都是糖了。時間再長了，胰臟終日勞作都轉化不完，加之永遠是只用單向功能，用不上脂肪轉化功能，最終的結果只能是累壞了，退化了。把這些都分析清楚之後，我們就知道，無節制的暴飲暴食幾乎是後天糖尿病的唯一根源，肥胖自然成了糖尿病的親密伴侶。

脂肪組織是身體的能量儲備，也是一個內分泌器官。脂肪少了不行，多了就是害。脂肪越多，這個內分泌器官越巨大。脂肪組織會分泌多種細胞因子和脂肪因子，在機體的內分泌和免疫方面發揮重要作用。胰島素由胰島 B 細胞分泌，是降血糖最重要的激素。脂肪太多會降低身體對胰島素的敏感性，原來 1 份胰島素就能讓血糖正常，現在需要 2、3 份胰島素才能管事，這就是胰島素抵抗。胰島素抵抗導致胰島 B 細胞不得不加班工作，分泌出更多的胰島素。當胰島 B 細胞超負荷到一定程度，出現功能損傷甚至「過勞死」也是情理之中，血糖就會逐漸失控，最終演變成糖尿病。總之羅馬非一日建成，糖尿病有個演變過程，一旦過了臨界點，被確診為糖尿病了，那就是開弓沒有回頭箭，病人只能終身與糖尿病為伴了，因為目前還沒有可靠的治癒糖尿病的手段。

有一項研究測量了體重正常、超重、i 度肥胖、ii 度肥胖和 iii 度肥胖的 5 組人的空腹胰島素水準，所有參加研究的人的血壓、血脂、血糖都正常。可以看到超重組胰島素水準就明顯高於正常組，越胖胰島素水準越高，ii 度肥胖組的胰島素水準就已經接近正常組的兩倍。

要想開出一個包治全部糖尿病的中醫處方是沒有的，但原則可始終如一，那就是自健脾入手。糖味甘，於人體自然是標準的屬土，血糖增高代表什麼呢？人體之血放之自然就是長江大河，血糖增高就像自然界的水土流失。在自然界水土流失採用的是綜合治理法，就是退耕還林，退耕還草，增加植被，休養生息。對人體亦復如是，休養生息是治療糖尿病的最重要方法，不同的年齡層和不同程度的病情可兼顧補腎、溫陽、解毒。

西方醫學將糖尿病其分為兩個類型，即 I 型糖尿病和 II 型糖尿病。大部分 I 型糖尿病典型的症狀是三多一少，多飲、多食、多尿、消瘦。而 II 型糖尿病並非如此，病人沒有明顯的三多一少症狀，反而是高血糖、高血脂、高血壓、形體肥胖，可說是三高一胖。I 型糖尿病可以理解為主要來自先天不足，父母元陽不足，甚至諸代元陽不足，脾腎兩虛。中醫療法只做輔助，恐怕還要以胰島素為主，畢竟中醫中藥再神奇，也不可能逆轉先天，只能做有限補救。 II 型糖尿病主要來自後天不節制，理論上講中醫治療並不難，完全可以中醫為主來治療。初期的糖尿病其實不用吃降糖藥，少量的運動加上飲食控制就可以。從胰臟的功能分析看，飲食不加控制，中西醫的神醫加一起也沒辦法。適當的饑餓是早期糖尿病的良藥，也是預防糖尿病的最簡單的秘訣。饑餓感會喚起胰臟沉睡的細胞，在初期不嚴重的情況下可以啟動壞死的胰島細胞。此時用藥反倒不如簡單的饑餓療法管用。但嚴重的糖尿病患者就不行了，重度糖尿病患者有個奇怪的現象，就是明明血糖高，稍微餓時間長一點馬上出現低血糖的症狀。重度糖尿病患者最怕的不是血糖高，而是出現突然低血糖，一旦出現低血糖必須馬上補充食物，要不然會引發休克，那是會要命的。這種現象是因為胰島素分解脂肪的功能幾乎喪失，在體內血液中的血糖消耗需要補充時，大腦會發出信號，要求身體馬上補充。本來對正常人來說，這不是問題，體內自有各種儲存可用。一個健康的人絕不會因為低血糖暈倒，因為胰島素自然會分解脂肪轉化為各種養分。嚴重的糖尿病患者就麻煩了，他已經基本失去了胰島素轉化功能，沒有外界食物補充血糖，身體內正常的血糖就會迅速失去平衡。但人體是個極其微妙的複雜系統，在沒有胰腺功能輔助的情況下，單純的食物補充很難保證體內的血糖平衡，必然會血糖忽高忽低，這就是重度糖尿病患者血糖很難穩定的中醫思維解釋。同時，嚴重的糖尿病患者完全靠控制血糖也很難徹底避免併發症的出現，必須結合中藥治療。中醫在糖尿病併發症方面有獨到的療效，可以專門找擅長脾胃病的醫家。健脾是中醫的拿手好戲，就算普通的醫家，雖不中亦不遠也。在已有的中醫治療糖尿病的醫案中，因人而異，自脾腎入手，自痰濕立論，自疏肝健脾著眼等等都有各自的見地，也有很多有參考價值的處方。但萬法歸一，就像自然界的水土流失一樣，休養生息才是治療糖尿病的最切合的良藥，改造自然，戰勝自然是環境惡化的元兇。同樣，「有為」是身體糖尿病的大敵，不管多好的藥，不管多高明的醫生，如果得了糖尿病後依舊奔波勞碌，或是依舊大吃大喝，難抑口舌之欲，或是色欲無厭，執著於房事，神仙也救不了。

三、白血病

中國古代沒有白血病的記載，也談不上治療的經驗，但是從抵抗理論去分析白血病的成因仍然有價值。根據國外統計，白血病約占腫瘤總發病率的 3% 左右，它是一種影響血液及骨髓的惡性腫瘤，已經是兒童和青年中最常見的一種惡性疾病。在說白血病的病因之前我要先說說抗生素，為什麼呢？因為在我看來白血病尤其是兒童白血病的高發和抗生素的濫用有著非常可疑的關聯。

抗生素是人類醫學史上最偉大的成就之一，它的發現與發展徹底改變了十九世紀後半葉至今的歷史。到二十世紀初，細菌感染還是醫學難題，當時很多相關的疾病都無法治療，只能依靠病人自身的抵抗力。1929 年，弗萊明將黴菌培養物的濾液中所含有的抗細菌物質叫做青黴素。正是這種有神奇療效的抗生素，在第二次世界大戰期間，使成千上萬受死亡威脅的生命得以倖存。據記載，美國時代雜誌在 1945 年的一期封面上寫道：弗萊明的神藥拯救的生命比戰爭消耗的生命要多得多。事實上醫生確實用青黴素解救了很多得敗血病的士兵，青黴素對性病的蔓延也起到了關鍵的遏制作用。

二十世紀三十年代，另一個開創抗生素新紀元的藥物——鏈黴素也問世了。美國科學家發現，土壤中的結核桿菌，經過一段時間就會自行消失。這一發現使他們意識到，能否從土壤中分離出抑制結核桿菌的微生物呢？研究人員經過努力，在一萬多份土壤的標本中，終於篩選出一株能消滅結核桿菌的黴菌，並研製出一種新藥——鏈黴素。鏈黴素成為第一個被用來治療結核的有效藥物。也正是抗生素的發展和隨後進入中國後的臨床表現，在中國稱之為癆病的肺結核治療上大顯身手，徹底打垮了中醫治療瘟疫的地位，隨之對中醫的質疑和廢醫之論應運而生。

新的抗生素不斷發現和使用，為感染性疾病的治療提供了強有力的武器。由於它們的出現，許多感染性疾病已不再是不治的絕症。曾經有科學家甚至預言：人類將完全消滅對其有害的病原菌，它們將從人類居住的地球上消失。但是，很快醫生們就發現抗生素帶來便利的同時還會有這樣那樣的副作用。研究證實，我們人體記憶體在大量以細菌為主的微生物。它們具有參與物質代謝、激素轉化和合成、膽汁代謝、膽固醇代謝等作用，還可增強其免疫能力。並可在體內產生一系列代謝物，對抗外來細菌入侵，構成防止外來細菌侵入的生物屏障。可見，這些細菌的存在對於保持人體生態平衡和內環境的穩定有著多麼重要的作用，這些細菌被稱為人體正常菌群。在正常情況下，人們正是處於這樣一個龐大微生物生存的環境中，這些數量繁多的細菌，與人體既相互依存又相互制約，它們對人體不但無害，反而有益。但是，當我們用抗生素治療感染時，體內正常菌群同樣會被殺滅或抑制。根據抗菌譜的不同，抗生素分為廣譜和窄譜抗生素。僅對一種或少數細菌有活性的抗生素稱為窄譜抗生素，而廣譜抗生素就不同了，它是指對兩種或兩種以上的細菌有活性的抗生素，超廣譜抗生素就是對多種或大多數細菌有活性。可見，抗生素的抗菌譜越廣，受影響的細菌面越大，被殺滅或抑制的正常菌群也越多。現在，隨著疾病的越來越複雜，抗生素的使用越來越趨向廣譜。就像現代戰場的武器一樣，威力越來越強大，仗可越來越難打了，武器在更新，敵人的應變也在跟進。在西方國家，到上個世紀的七十年代，第一代抗生素的代表青黴素已經基本失去了臨床價值，新的抗生素不斷開發出來。但是隨之而來的是，原本我們已經控制住的傳染病重新蔓延。肺結核一度已經不再是問題，可是在上世紀的八十年代後又死灰復燃。淋病也是這種情況，抗生素發明以後，本來淋病已經是小病，後來由於抗生素的耐藥性問題，淋病中很多人居然發展成了慢性病。這樣情況的出現是因為抗生素在殺滅細菌的時候，不可能全部殺死，總有活下來的部分，一旦活下來的細菌緩過神來，就會對曾經記憶猶新的攻擊產生耐藥性。而資訊傳遞是生命的本能之一，即使是小到一個細菌，我相信也是如此，新生的細菌也會在原本的倖存者那裡知道如何抵禦抗生素的攻擊。這樣一來二去，抗生素使用越多的人，產生的耐藥性也就越厲害。同樣的細菌感染，以前多次使用抗生素的人體內的細菌就有可能強大的多。近幾年，超級細菌的出現就是人類不斷強化廣譜抗生素的後果。

隨著抗生素的廣泛運用，在臨床上引起了一系列的問題。細菌耐藥性逐年增加致使一些抗生素療效降低，一些原本不致病的細菌發展成為了條件致病菌等等。近年來，為解決這些問題，西方醫學界也進行了努力，除繼續篩選對耐藥菌有效具有新抗微生物譜外，在抗生素的作用機制也有了新思維。如發展靶位治療的抗生素，致力於提高抗生素效能。但總的說來，抗生素的未來不容樂觀，人類和細菌的搏鬥如果永遠是殺死那麼簡單的話，未來抗生素的窘境還會難免。

抗生素的耐藥性主要是因為刺激細菌的不斷變異，使人類的武器更新速度頗有時不我待的幻覺。在一期抗生素的節目中，一個國外醫生描述抗生素的副作用時這樣說：「有時候一個病人到醫院做一個小的臀部手術，目的就是行走的更方便。可是用了幾個月的抗生素以後，病人又回到了醫院。原本的病不但沒好，反而全身的關節都出現了功能障礙。到最後，病人就這麼殘疾了。其中的原因就是他們受到了破壞性的感染，個別病人的身體就這樣完全被這些細菌給毀了，真的很可怕。」早在青黴素發明初期，發明者弗萊明就警告過抗生素要謹慎使用。既要使用夠劑量，免得對細菌殺滅不足，也要注意過量使用殺滅過多有益細菌，可惜抗生素的濫用最終還是形成了。

我用中醫的宏觀思維方式來解釋一下微觀世界抗生素的耐藥性是怎麼產生的。抗生素對細菌的殺滅過程相當於一個人體內一場小型的戰鬥，抗生素是士兵和重型武器，而醫生就是戰爭的指揮官，細菌就好似敵人。在抗生素的少量使用時又會出現剿匪不力的情況，這時候敵人不僅不會退卻，反而會越來越難對付，因為敵我都是在戰爭中學會戰鬥的，所以使用抗生素的量必須足夠。但是抗生素在過量使用時，又面臨自己人和敵人是難以完全分離的情況，殺敵總會伴有誤傷自己，抗生素對敵人的殺滅是有效的，同時也殺伐了人體的正氣即免疫功能。如果在一次戰役中消滅敵人的同時損失自己的有生力量太多，下一次的細菌來襲時，即使不是很強大的敵人也會給身體造成感染。細菌就是在這樣的消長中鍛煉著本領，三番五次下來，離超級耐藥也就不遠了。在西醫的研究中其實也注意到抗生素對有益細菌的殺滅，但西醫沒有中醫人體正氣這樣的概念，就算抗生素的濫用徹底得到控制，只會減少細菌耐藥性的產生，徹底打贏和細菌的戰爭也不可能。因為自然界的所有生物都有不斷的進化意識，面臨敵人不斷花樣翻新的各種招數，必須放棄以抗生素為全能武器的想法，把抗生素作為不得已情況下的備選，真正依靠的還是人體的複雜的免疫系統，才能徹底避免細菌的不斷變異。而人體免疫系統的世界恰巧是西醫解剖學不能完全直觀看到的，學習中醫的正氣概念是理解免疫學的鑰匙。如果西醫理解了《傷寒論》的陰陽變化理論，在人體不同的抵抗狀態下配合中醫使用抗生素。抗生素根本不需要擔心耐藥性問題，它會成為人類抵禦細菌感染的真正的福音，把中西醫完全分割才是抗生素未來的悲劇。

那白血病和抗生素有什麼內在聯繫呢？我們看看醫學界對白血病發病特點的描述：「它的特點是產生大量不成熟的白細胞，這些白細胞在骨髓內聚集，抑制骨髓的正常造血；並且能夠通過血液在全身擴散，導致病人出現貧血、容易出血、感染及器官浸潤等。這樣就表現為白血病的人體內產出的白細胞比實際需要的多，且多數的白細胞是不成熟的，為幼稚細胞，其存活期比正常情況下長。儘管這種白細胞數量很大，然而卻不能像正常白細胞那樣抗感染。體內這種白細胞的增多，會直接影響一些重要器官的功能，影響正常健康血細胞的產量。由於腫瘤細胞惡性增生，抑制紅細胞和血小板止血的產生，甚至沒有足夠的正常白細胞抗感染，很容易受擦傷、出血、感染。」

那麼到底是什麼原因造成的人體的白血病呢？我還是要回歸到中醫的思維方式來解答。在抵抗理論中，人體是一個封閉的系統，當有外敵入侵的時候，人體會出現自然抵抗反應，比如發燒。如果進行血液化驗，感染時就會出現白細胞增高。在西醫的概念中，白細胞是幹什麼的呢，它的功能主要是具有吞噬異物並產生抗體的作用，機體傷病的損傷治癒能力，抗禦病原體入侵的能力，對疾病的免疫抵抗力等。人身體有不適時，經常會通過白細胞數量的顯著變化而表現出來。實際上在抵抗理論中，從白細胞的功能看它就是人體的防衛部隊。但是請注意，白血病病人的特點是大量的白細胞並不能起到殺敵的作用，也就是說得了白血病的人，一定是什麼原因讓他的身體防衛機能出現了大問題，他的防衛部隊全是老弱病殘的士兵，完全沒有戰鬥力。在概率統計中，白血病的發病兒童與青少年占大多數，而且發病率近幾十年明顯增高。我認為絕大部分和幼兒時期大劑量不合理使用抗生素有關。一個健全的嬰兒出生後如果不是遇到極特殊的情況，患白血病概率幾乎是零。孩子成長期間，難免生病，但大部分甚至不用吃藥，小的發燒感冒孩子自身的陽氣足夠抵禦。很多洋人的孩子經常只是用冰袋敷頭退燒，根本不用抗生素，在這一點上，比中國家長見到孩子發燒就火急火燎的帶孩子去醫院要明智得多。如果把我們的身體比喻成一個國家，生活於自然環境中總會受到外敵的威脅。一場小病就像一個小小的邊患，只要國家運轉正常，自然會有國家軍隊應付。也就是說當身體受到細菌病毒的襲擾時，我們自身的免疫系統自然會調集防禦力量去對付敵人，在人體會表現的發燒，這是很正常的防禦，除非大面積的感染或者高熱，一般的發燒是不需要藥物介入的。中醫有句話叫良相不以小警而妄動，不能隨便有點邊患就興師動眾的舉國動員。設想一下，一個小孩得了感冒，被不合理的使用了抗生素，就像當國家遇到一點騷擾，它的軍隊趕赴邊關，正在和敵人廝殺，而最高司令部為了儘快結束戰鬥，不管三七二十一，從空中投下一堆重磅炸彈，敵我統統消滅再說。燒是退了，可殺敵 800，自損 3000。隔不了一兩個月，又來一次高燒不退，接著上抗生素。要是每次外敵入侵都如法炮製，國家又有多少國防力量可以這麼糟蹋？一旦青壯勇士全部不是死於敵手，就是傷於國賊。當再一次大規模的外敵來襲時已經國力衰微，舉國再無青壯年，被逼抵抗，卻有心無力，雖全民動員奈何賊兵勢大，國家危亡已是旦夕之間。所以我們也就會看到，白血病患者大量的產生白細胞，但卻是不成熟的，完全不能像正常白細胞那樣抵抗感染，因為前期戰爭消耗了幾乎全部的國家有生力量，這些不成熟的幼稚白細胞就是類似於老弱婦孺。我們體內的白細胞就像一個國家的軍隊和警察，身體健康時只要維持一個相對穩定的數量就好，他們自然會擔負起防衛國家安全和國內治安的任務，數量太多或太少都是不行的。而這些不成熟的白細胞的大量產生就說明身體內防衛部隊已經沒有青壯年了。

那是不是抗生素就不能用呢？當然不是，事實也證明抗生素在我們的人體遇到大面積的感染時有著不可替代的作用。就像一個國家承平日久，突遇強敵，國家危難之際現去操練軍隊那是來不及的，運用各種重型武器先幹掉大部分敵人再說。哪怕犧牲一部分自身衛隊也在所不惜，是以小的代價換取國家安全，乃是兩害相權取其輕。也不要走向另一個極端，嚇得該用抗生素的時候都不用，白白耽誤了病情。

有人說現在很多孩子小時候只要一感冒就吊水，照你這麼說白血病還不遍地都是？其實這個道理很簡單，一個國家如果在外敵來襲時無謂的消耗了自身的防衛力量，當然會留下隱患，但也不是就一定要亡國。一個國家的青壯年成長需要時間，如果長時間沒有邊患，國家的國防力量自然得以修復。也就是說我們的人體會用自身的陽氣逐漸重新建立新的防衛系統，就算醫生濫用了抗生素，只要病人有足夠的時間休養生息，在下一次敵人來臨之前一樣可以建立起足夠抵禦外敵的國防部隊。可是如果國家指揮者多次做出殺敵同時戮己的愚蠢決定，而恰在新生青壯年還沒成長起來時國家再次遭遇強敵，除了全民動員舉國赴難也就沒其他活路可走了，這就是兒童白血病的發生機理。所以一旦得了急性的白血病，就說明這個人的整個防衛系統全部耗盡。我們再看看現在西醫對白血病的治療方法，對於急性白血病，除了骨髓移植沒有更好的辦法。從抵抗理論的思維方式來看，骨髓移植就相當於從遠方引進友軍重建國家軍隊，當然必須是真正的自家人才會甘願承擔起防衛家園的任務。所以白血病的骨髓移植很難，要配型合適，其實就是在找親人，這也是家屬配型概率大得多的原因。

中醫在白血病這樣的惡性腫瘤的治療上居然也有作為，近年來，中醫有砒霜治療白血病的案例。據說現在仍然在應用，用於治療一種叫早幼粒細胞白血病的情況。由於砒霜是單一的化合物，只是中國人在應用上早於西方人，也很難說是叫中藥，但敢於用砒霜嘗試治療絕對是中醫的貢獻。由於中醫在惡性疾病的治療上早有用雄黃的嘗試，才有了用砒霜的可能，要不然恐怕連想都不敢想。在 2007 年美國臨床腫瘤學會第 43 屆年會上，就有報告的研究發現，急性早幼粒細胞白血病成年患者確診之後，在標準治療方案中添加砒霜可明顯延長患者存活期。其實砒霜治療白血病不過是和西醫的化療放療原理一樣的，就是不管是自己人還是敵人全部先幹掉再說，類似於戰場上的生化武器。西方國家的研究證實砒霜對白血病的治療副作用要小於化療，同時現在也已經越來越多地將砷的三氧化合物嘗試用於治療諸如淋巴癌、前列腺癌或子宮癌的臨床實踐。但是所有的用多少劑量砒霜可以治癒白血病的研究都不是最主要的，倒是砒霜理論上講做為天然毒藥比起化療劑來副作用有可能小得多，在應用砒霜的同時如何配伍其他中藥以最大限度的減少副作用值得研究。

綜上所述，我認為大規模濫用抗生素是白血病發病的最可疑的根源，尤其是小孩，每一次的不合理應用都埋下了禍根。儘管白血病的病因現在不知道，也許永遠沒辦法知道。因為人類很難驗證抗生素和白血病的因果關係，也許還有諸如裝修甲醛污染等可能因素，但是按照抵抗理論的推斷，毫無疑問抗生素的不合理使用是白血病發病的最可疑致病因素，即使甲醛也是元兇之一，抵抗模型推斷出的結果仍然是一樣的。假如你的孩子生下來時沒有先天的問題，如果你堅持在孩子發燒沒有嚴重的細菌感染時不讓你的孩子濫用抗生素，同時能夠遠離裝修污染，我堅信你的孩子永遠也不會得這種可怕的疾病。

四、過敏性紫癜

再說一個並不算特別常見的兒童疾病——過敏性紫癜，它是一種微血管變態反應性出血性疾病。因為我的女兒曾患此病，並在北京兒童醫院治療，在治療過程中，我就疾病的過程和原理進行了仔細的觀察和思索，就我的理解供相關醫生和家長參考。

過敏性紫癜尤其是近年來兒童中患病越來越多。在北京兒童醫院，聽說他們一個中醫科每月就要接診 300 多住院的孩子。我也聽到身邊的朋友偶爾說起誰家的孩子曾經得過此病的情況。現在醫學界認為病因有可能是感染、食物過敏、藥物過敏、花粉、昆蟲咬傷等所致，但其實原因往往難以確定。現在看，紫癜是一個典型的需要中西醫結合治療的案例。在皮膚科和血液科、免疫科都是一種治療手段，大部分都是激素加抗過敏的藥物，再輔助一些維生素之類的藥物。西醫把這個病界定為變態反應性的毛細血管炎，控制症狀後主要靠自身的康復;西醫把紫癜分為單純型、腹型、關節型、腎型、混合型等。我查了一下中醫的很多病例，眾說紛紜，有認為是迫血妄行的，有認為氣不攝血的，有認為陰虛火旺的，也有認為本虛標實的。我以為都沒有抓住這個古怪疾病的根本。

在兒童醫院，我瞭解到很多孩子是在吃了海鮮之後出現的症狀。當時以為是過敏性症狀，沒怎麼在意，到後來發展嚴重了不得不住院治療的時候，才發現未必是過敏性症狀。後來我和醫生探討的時候，醫生也說過敏性紫癜是沿襲的以前的叫法，現在普遍認為是感染所致。

過敏性紫癜主要表現為皮膚瘀點，多出現於下肢關節周圍及臀部，有些病人會有胃腸道症狀，如腹部陣發性絞痛或持續性鈍痛等；也有的關節疼痛。這個病如果治療不對症對孩子的影響會很大，即使在對症治療的情況下也要有幾個月甚至幾年的恢復期。

首先我還是從病因入手，即使在醫學界完全不確定病因的情況下也是如此，否則就算治好了也不知道有多少是藥物的作用，又有多少是病人的自身免疫功勞。有些找不到什麼原因，但大概率和吃的東西有關。那麼為什麼現在這個病發病率越來越高呢，我認為是和環境的污染直接相關，並不一定是海鮮本身有什麼問題，而是養殖或者近海捕撈的魚蝦體內積聚了大量的污染物。或是抗生素，或是生長激素，或是不明的化工垃圾沉澱，或是污水中的重金屬等等。這些污染物吃進人的體內後，量變到質變，到了一定程度，瞬間擊潰人體的免疫功能，出現了變態反應。而小孩子的身體相對潔淨，分解和忍耐污染物的能力較差，所以那些稚嫩的身體成了人類環境污染的犧牲品。這和食物不潔引起的拉肚子不是一回事，那麼表現在毛細血管炎是怎麼回事呢？再次把我們的身體還原成一個小自然就明白了。如果我們的身體是一個小自然的話，我們的毛細血管就相當於自然環境中的各個小河流。食物中的污染物就相當於環境中的污染物，就像在河流的上游傾倒了一車工業毒品，很快整個河流就完全被污染了，當面臨這種污染的時候，我們有什麼辦法呢？說實話沒什麼好辦法。在我們國家也發生過河流大面積污染的時候，基本上是靠自然清汙，也就是靠老天下雨，上游新水補充稀釋來緩解。我們的人體也差不多，血液被污染了，主要靠新血代謝舊血才可緩解。而身體正常生血需要時間，中醫的生血手段也有不少，但都比較慢，這時候所有的益氣養血的方法都來不及，火燒眉毛，且顧眼下，最快的生血方法就是上激素。西醫發明的激素是了不起的，儘管它副作用非常大，但對症應用的時候有其他藥物不可替代的作用。其實它的核心功能就是啟動腎陽，使身體產生應激反應，讓身體的各個器官高速運轉起來。人體的新陳代謝以前所未有的速度運轉，自然產生免疫、抗炎、抗細菌、抗病毒等作用。對過敏性紫癜而言，就像自然的河流上游的水庫開閘放水來沖淡河流的骯髒沉積物一樣。在過敏性紫癜中有一個共同的現象，就是所有患者都有不同程度的腎損害。現在的醫學研究觀點認為，從過敏性紫癜出現的那一刻起，腎損傷已經發生，即使在化驗指標完全正常的情況下也是如此。從這一點也側面印證了過敏性紫癜的自然屬性，我叫它身體污染，因為腎臟平常就是過濾雜物的，類似於人體的新陳代謝的中央汙水處理場，遇到處理量過大的情況，腎臟加班加點的工作也忙不過來，必然會累壞。所以過敏性紫癜的治療中激素的應用是必要的，但急速調動身體潛能只能暫用一時，中藥的配合同樣顯得尤為重要。知道了疾病的機理我們就知道中醫對過敏性紫癜的各種分型都不準確，它和血熱、陰虛、氣不攝血都沒關係。而西醫對紫癜的所有劃分也不對，所有的紫癜不管是單純的、腹型、關節型、腎型都是一回事，都可以叫身體被污染型，就是污染程度輕重不同而已。

《黃帝內經》說「正氣存內，邪不可幹」，這話本來很有道理，但在現代某些疾病上解釋不通，比如過敏性紫癜，到底是不是由於兒童的自身抵抗力差呢？應該說可能有，但不絕對，無論多麼強壯的孩子都有可能患此病。對於《黃帝內經》裡說的上古時代的生活方式，日出而作，日落而息，與自然和諧共處的時代，若是正氣充盈，自然邪不可幹。但過敏性紫癜的特性是外來毒物對身體的污染，抵抗力再強，也要看外來邪毒到底來勢有多兇猛。很多患紫癜的兒童並不是體弱多病，主要是和接觸污染食品的程度有關。但是一旦不幸得了紫癜，恢復的情況可就和自身抵抗力有關了。所以同樣的治療方案，有的兒童一兩個月就康復了，有的就遷延日久，反覆發作。只因紫癜的特性和患者造血機能的強弱相關度極高，也就是說生命力旺盛的孩子即使不幸患了紫癜，也會因為新陳代謝的旺盛而很快將體內的汙物排除；平時體弱多病的孩子治療就要麻煩的多，恢復時間也要長得多。這和自然界的水污染極其相似，同樣的污染，在一個自然來水豐富的條件下，由於稀釋和迅速流走，情況就不那麼嚴重；而降水少的乾旱地區，工業污水的排放，迅速就會將生態環境破壞的面目全非，而且後期治理尤其費時費力。典型的事例如昆明的滇池，由於早期的保護不力造成的污染，十幾年來投入超過百億，但效果仍然不盡人意。

在治療上應該中西醫結合，單純型紫癜也就是污染較輕的完全可以用純中醫的方法治療，治療以益氣活血為原則，酌加涼血解毒就可以。較重的紫癜，根據病情的輕重加激素治療的同時，要配合中藥治療。由於身體已經用了激素，而激素的特點是大熱，所有的激素後遺症都是因為元陽急速調出呈現大熱，一派陰虛之象；而激素減停之後又像天寒撤了火，一派陽虛之象。所以中藥的應用就應該在激素應用期滋陰，在激素減停期溫陽。在紫癜問題上不應見症治症，要摒棄迫血妄行的立意。事實上迫血妄行者都應該是有餘之身，兒童很少有這樣的體質，過用寒涼不利於後期回復。中醫應以溫毒論治，將解毒貫穿於整個治療之中，同時在前期用激素兼涼血滋陰法，後期逐漸停用激素用溫陽健脾法，可大大減低激素的副作用，這個方法也可用在各種激素應用中。由於過敏性紫癜類似於中毒的中醫模型，生甘草應為全程治療必用之選。在醫案上我也見到過單純型紫癜只用生甘草和大棗兩味藥治療有效的案例。

還有一種奇怪的疾病叫川崎病，也和過敏性紫癜原理差不多，川崎病是一種以全身血管炎為主要病變的急性發熱出疹性小兒疾病。因為是 1967 年日本川崎富作醫師首先報導，並以他的名字命名的疾病。高發年齡為 5 歲以下嬰幼兒，成人很少見。臨床表現可有發熱、皮疹、頸部非膿性淋巴結腫大、眼結合膜充血、口腔黏膜彌漫充血等。川崎病急性期治療原理和過敏性紫癜差不多，從醫案看主要包括靜脈輸注丙種球蛋白、阿司匹林口服、激素等。從醫理上看，川崎病是個典型的現代後工業時代的污染病，就是食用被污染的海鮮造成的免疫系統崩潰。在農耕時代沒有這個病，從日本最早發現，也是因為日本人食用海鮮尤其是生食海鮮最早受到了荼毒。儘管這個病還沒有那麼常見，但近幾年從公開報導看已經明顯增加，治療和防範可以參照以上過敏性紫癜的原理闡述。

將人類疾病幻化成自然界疾病，有時候可以得到異乎尋常的理解。比如對紫癜恢復期的用藥和飲食，這裡我提供一個飲食的個人感悟。既然紫癜類似於自然界的水污染，那麼我就想自然界的水污染怎麼治理呢？當然是首先控制污染源。對於人類來說就是吃潔淨的食物，但這一點對中國人何其艱難！各種食物的農藥、抗生素、重金屬的殘留幾乎完全沒有躲避開的可能，那麼除了增加自身抵抗力之外還有沒有其他的辦法呢？我想到了飲用水的過濾處理原理。在現實生活中，飲用水的過濾一般都要用活性炭，活性炭在水的過濾中功能強大，能夠有效的去除水的異味、大多數的有機物和某些無機物，去除一定量的重金屬也在試驗中得到了證實。

儘管現在的飲用水處理方式多種多樣，但活性炭的吸附原理仍然是主流，簡易而高效。我們人是不可能把活性炭吃進肚子來吸附體內的重金屬殘留的，吃進去也沒用，但是這種吸附的理念是可以借鑒的。那麼自然界中有沒有和活性炭性能相似的食物，可以達到吸附我們體內汙物的效果呢？還真有！根據活性炭的特性，我在日常食物中找到了一個非常近似的東西—黑木耳。同樣的黑色，同樣的木的屬性，黑木耳依木而生，色黑而質脆，和木炭在自然界的屬性是多麼相似呀！可以推斷，食用黑木耳可以達到清除我們身體內各種污染殘留的效果。不可思議的是，我這樣的哲學推斷其實早在多年以前已經得到了科學的證實。醫學研究證明：黑木耳具有益氣強身、滋腎養胃、活血等功能，它能抗血凝、抗血栓、降血脂、降低血黏度、軟化血管，使血液流動通暢，減少心血管病發生。如果我們的血液相當於自然界的流水，那黑木耳的這些已經被證實了的作用，不正是活性炭對水的過濾的寫照嘛。同時醫學研究也顯示黑木耳有較強的吸附作用，經常食用利於使體內產生的垃圾及時排出體外。黑木耳對膽結石、腎結石也有較好的化解功能，因為它所含的植物城具有促進消化道、泌尿道各種腺體分泌的特性，植物城能協同這些分泌物催化結石，潤滑腸道，使結石排出體外，號稱是人體血管的清道夫。從這個結論我們可以看出人與自然是何等的一致，我們的身體恰如一個小宇宙，而使我們生存的家園更加美好和諧的許多事例，恰恰是治療我們身體疾病的一面鏡子，只是我們需要智慧才能發現解決之道。

同時，提醒家裡有小孩的家長慎重給孩子吃海鮮，尤其是近海養殖的各種魚蝦，大海曾經是那樣的寬厚，在人類未進入工業文明之前，幾乎恩賜給人類的是取之不盡用之不竭的美味，但是在人類各種天量的垃圾甚至是毒藥毫不節制的往大海裡排放的時候，在人類毫不節制的毀滅性的捕撈殺戮的時候，海洋對人類的反噬也會通過各種方式回報給我們每一個人。也提醒家長在孩子出現類似過敏性症狀或無原因的腹痛時要高度重視，及時到醫院檢查。

疾病千變萬化，有時候可說是千奇百怪，無論如何也不可能把所有疾病的性質全部描述出來，但萬變不離其宗。只要明白基本的生命原理，結合科學的中醫理論，無論什麼疑難雜病總會有跡可循，原理既明，醫法自然隨機應變。

第八章　杏林釋誤

醫者，仁心也，沒有哪個醫生不願意給別人治好病，但醫生難言，人事難知，醫道之難使得世間難免會有庸醫。在小說《笑傲江湖》裡有個叫平一指的醫生，他給令狐沖治病的時候說過這樣一句話：「每日裡庸醫殺人比江湖上刀劍殺人多得多了。」想來金庸先生也有過魯迅之歎才能說出這樣的話。事實就是這樣的，人類非正常死亡最多的是什麼？不是戰爭，不是天災，不是車禍，而是疾病的誤治！世上沒有包醫的道理，由於疾病的複雜性，碰到極其古怪的病治不好也是正常的，何況有些人先天不足，甚至有遺傳性的隱疾。但可悲的是本來是簡單的可以治好的疾病，醫生由於無知把病人治壞了，甚至送上了黃泉路。更可悲的是有些庸醫卻是名醫，比之普通的糊塗醫生危害大得多，因為名醫有信徒，則遺毒更廣。

一、滋陰之誤

元末明初有個叫宋濂的人，給朱丹溪的《格致餘論》題辭，說「金以善醫名凡三家，曰劉守真、曰張子和、李明之，雖其人年之有先後，術之有救補，至於推陰陽五行升降生成之理，皆以《黃帝內經》為宗，而莫之異也」。又說：元朱震亨《格致餘論》「有功於生民者甚大，宜與三家所著並傳於世」。自那而後，金元四大家的說法沿用至今。

金元四家除李東垣以外，劉河間、張子和、朱丹溪一脈相承。劉完素，字守真，河北河間人，因此史家也稱劉河間。金元四大家之首，寒涼派的創始人，力倡寒涼治溫熱，是後來的攻下派、滋陰派的理論導師。張子和就是他的弟子，而他的另一個弟子羅知悌則是朱丹溪的師傅。在他們的三代名家中，反倒是朱丹溪後來名氣最大。

劉河間的主要學術觀點是「火熱致病」，宣導治熱宜寒。他認為：「一切怫熱鬱結者，不必只以辛甘熱藥能開發也。」如石膏、滑石、甘草、蔥豉之類寒藥，皆能開發鬱結。因為疾病的性質是屬「熱」，所以用寒涼藥物則可熱退身涼而病癒。抵制肉桂、附子、麻黃類的所謂熱藥，說桂、麻類的辛甘熱藥，不但不治病，反而會使熱邪轉加，甚則導致發黃、驚狂等變證，這都是「裡熱鬱結，不當發汗，而誤以熱藥」所造成。可以想見他對《傷寒論》的處方是不贊同的，因為《傷寒論》中大量的應用了麻黃、附子、桂枝等他說的所謂熱藥。他在處方上崇尚黃芩、石膏、知母、柴胡、地黃、芍藥、梔子、茵陳之類的所謂寒藥，並說：「一切怫熱鬱結者，法當仿此，隨其淺深，察其微甚，適其所宜而治之，慎不可悉如發表，但以辛甘熱藥而已。」自劉河間始，寒涼之藥盛行，太陽初起的外證由辛溫解表轉向了辛涼。他用不好麻黃、桂枝湯，就說「守真為此慮，恐麻黃、桂枝之誤，遂處雙解散，無問傷風傷寒、內外諸邪，皆能治療。」整個一個沒讀懂《傷寒論》，搞個萬能處方，你們只要感冒了，我這有個雙解散，你們就用吧，說不定管事兒，一代名醫就這水準。對劉河間用藥多寒涼，《四庫總目》說他「多用涼劑，偏主其說者，不無流弊。」

張子和幾乎完全繼承了劉河間的理論，只是治法自成一派。強調病因多為外邪傷正，病以熱證、實證為多，主張祛邪以扶正，治病多用汗、吐、下三法，後世因此稱之為攻下派。學問怎麼樣現在已經無法考證，但攻下派往往是一招鮮，不管啥病，以熱論治，偏執得很。上個世紀末中國有個江湖名醫叫胡萬林，就是攻下高手，後來弄出多起人命案，到監獄反省去了。攻下派若是碰到陽明實熱證的患者那是一下而愈，立竿見影；碰到本虛標實的案例那就兇險得很，若是身子本來虛熱，一番攻下之後也就只有喘氣的份兒了。張景岳說：「實火為患，去之不難，虛火最忌寒涼，若妄用之，無不致死」；「寧可錯以誤補，不可失於誤攻，誤補猶可解救，誤攻則噬臍莫及」。想來他是誤信攻下派上過當，是在實踐中體會到妄攻之弊。

朱丹溪所有的學問核心可以總結成一句話，叫「陽常有餘，陰常不足」，這句話既是他學術思想的根本所在，也是對後世影響最大的一個觀點。從陰陽的立法上看，《黃帝內經》有言：「年四十而陰氣自半也，起居衰矣。年五十，體重，耳目不聰明矣。年六十，陰萎，氣大衰，九竅不利，下虛上實，涕泣俱出矣」。說的是隨著年齡的增長，陰氣自減。我想朱丹溪大概是根據這個理論來說陽常有餘而陰常不足的。事實是什麼呢？應該說事實是人隨著年齡的增長確實陰常不足，但絕不是陽常有餘，而是陽也常不足。朱丹溪一生著書立說，成就斐然，創立的大補陰丸有確切療效。我看丹溪翁的醫案亦非一味的滋陰降火，對實火虛火還是分別對待的，但即使如此，陽常有餘的理念還是對後世清代醫家產生了負面的影響。

黃元御在他的《四聖心源》中咬牙切齒地評論：「夫純陽為仙，純陰則鬼。陽盛則壯，陰盛則病，病于陰虛者，千百無一，病于陽虛者，盡人皆是也。後世醫術乖訛，乃開滋陰之門，率以陽虛之人而投補陰之藥，禍流今古，甚可恨也！」

寒涼派、滋陰派的各種治法也不是一無是處，對實熱危症有重要的參考意義。但是，整體寒涼派只見樹木不見森林，說各位名醫是庸醫可能難聽了點，但說其治法失之於偏頗也不算冤枉諸位名醫。

還是祝味菊先生總結的簡明扼要，「陰不可盛，以平為度，陽不患多，其要在密」。

二、溫熱論

康熙年間有個名醫叫葉天士，他的弟子根據他的理論寫過一本書叫溫熱論，提出「溫邪上受，首先犯肺，逆傳心包」的論點。《溫熱論》自問世以來，一直被後世醫家奉為經典、推崇備至，它不僅對溫病學，而且對整個中醫學都有著深遠的影響。清代乾隆後期，又出現了一批研究溫病的著名江南醫家，其中有吳鞠通、章虛谷、王孟英等，他們也都是葉天士的弟子。吳鞠通接受了葉天士《溫熱論》的學術思想，後來寫出了《溫病條辨》，葉天士的許多治法方劑，經吳鞠通的整理收錄進了《溫病條辨》。

《溫熱論》和後來的《溫病條辨》影響極大，甚至有人把《傷寒論》與《溫病條辨》並列，說是補充了張仲景未闡述的領域。溫熱理論開創了治病分為傷寒和溫病的指導思想，可惜這個指導思想是荒謬的。溫熱派自以為發現了新大陸，其實完全是沒搞明白《傷寒論》。溫熱理論雖吹捧者不少，但後世明白點的否定其理論的醫家也很多。民國醫家惲鐵樵說:「吾儕治學，苟從葉天士醫案或溫病條辨、溫熱經緯入手，或從陳修園、喻嘉言入手，無論取何途徑，入之既深，即如驢子旋磨，凍蠅鑽紙，竭畢生之力，窮年兀兀，至於皓首，終不能出其範圍。」說得雖刻薄了些，但見解大致不偏。

清光緒年間有個醫家叫陸九芝，他寫過一本書叫《世補齋醫書》，在裡邊毫不客氣的說溫熱論的理論錯誤。他說「《傷寒論》為醫者有方之祖，…用方者不仲景之是求而誰求哉」？「今人常見之病，為仲景常見之病」。陸九芝所處年代，估計是應用《傷寒論》的處方不得法，加之當時社會動盪，瘟疫流行病較多。溫病學派的清熱解毒處方有時候也管用，便將傷寒和所謂的溫病對立起來，動不動就說時有古今之異，古方不治今病，批評時醫遇到所謂溫病，就把傷寒處方拋到腦後，都是按照輕清、滋陰的方法治療。陸九芝對此深惡痛絕，大力宣揚《傷寒論》並沒有過時，傷寒方實用嚴謹，毫不客氣的抨擊溫病學派的的藥法弊端。他寫了《傷寒方論》、《傷寒有五論》等，他說：「如仲景方而不可用，則病人豈容我以嘗試者，何以用之一人而效，用之人人而無不效，且何以彼之不用仲景方者，曾不聞一效也，吾既用之而效矣，用之而屢效矣，則吾豈能舍吾效者不用，而用彼之不效者耶，夫病者何所求，不過求其效耳」。想必是用《傷寒論》方治病，嘗到了甜頭，才如此高度評價張仲景，而對《傷寒論》篤信而不疑。

陸九芝的另一篇文章《溫熱病說》還說：「溫熱之屢變而亂其真者，由於傷寒之一變而失其傳，風寒諸病由太陽入陽明者，有《傷寒論》在，尚且各自為說，至溫病而漫以為仲景所未言，更不妨別出己見。每先將溫病移人他經，或且移作他證，如奕棋然，直無一局之同者。若喻嘉言移其病于少陰腎；周禹載移其病于少陽膽；舒馳遠移其病于太陰脾；顧景天移其病于太陰肺；遂移其病于厥陰心包；秦皇士移其病於南方；吳鞠通移其病于上焦；陳素中、楊栗山移其病為雜氣；章虛谷、王孟英移其病為外感；尤其甚者，則張介賓、張石頑以及戴天章輩，皆移其病為瘟疫；而石頑又移其病為夾陰。娓娓動聽，亦若各有一理也者。而不知陽明為成溫之藪，古來皆無異說，皆以《傷寒論》陽明方為治。自夫人欲廢陽明方，故必先將陽明病移出陽明外，非餘之故為訾議也。苟其不然，則東扯西拽者，何以必將千古相傳之定法，弁髦棄之哉。」明顯可以看出陸九芝對於明清以來的各家論溫病學說，基本全盤否定。他譏諷吳鞠通的《溫病條辨》是「自條自辨，可發一笑」。

祝味菊這樣評價溫病學：「葉著之溫熱論，非是探究病原之論，實乃應付病變之作，其所敘之症候，不外各個病變之描寫而已，其引用之術語，不過其私人之藝術想像而已，非真有入營、入衛、入氣、入血也，凡是術語，皆不可執著，吾于葉氏之溫熱篇，綜其大要，如是而已。」說葉天士的衛氣營血全是自己想像出來的，而且著作也就是個病程現象記錄，疾病原理卻全然不懂，說的已經非常不客氣了。不過味菊先生也沒用把溫病學派全盤否定，他又說：「葉氏之臨床經驗，知氣盛之人，其反應趨於亢進，故避用溫熱，知病變之趨勢，向表者多吉，故取法輕揚，觀察病變之過程，斑疹白，厥脫譫妄，何者為順，何者為逆，示人以預後之凶吉，描寫症候之狀態，舌苔齒牙，色澤聲音，以致津汗便溺，何者當清，何者當溫，啟發辯證之機括，既詳且明，足為臨床之借鑒，此可取之處也」。說人家溫病學派的醫案記錄的那叫一個完整，是後世醫家難得的參考資料，就像一個人鑒賞刺繡，不誇繡娘的手藝高超，一再說絹的質地如何好，這樣的肯定也就和貶損相去不遠了。

我閱讀了《溫病條辨》中的大部分清法，發現其實張仲景在《傷寒論》中已經有相應的方劑，如白虎湯、竹葉石膏湯、麻杏石甘湯等方。我一直懷疑溫熱派創立的銀翹散與桑菊飲等辛涼清溫的療法是否管用，因為從醫理上實在看不出有何道理。現代的銀翹散多加西藥和維生素 C，就算管用是否是銀花連翹在起作用實在難說的很。

那麼溫病學派有沒有現實的治療價值呢？溫病學派的貢獻應該說還是有的。它豐富了傷寒陽明症的治法，臨床也留下了不少有用的方劑，如《溫病條辨》從白虎湯、白虎加人參湯的基礎上創立了加減玉女煎、五汁飲和化斑湯等方劑，也算是對《傷寒論》的補充。在張仲景承氣湯的基礎上，增加了宣白承氣湯、增液承氣湯、護胃承氣湯、導赤承氣湯、新加黃龍湯等，雖無創建，終究是變化之一。還有大小定風珠，雖脫胎於張仲景的黃連阿膠湯，但內容更加豐富，為少陰熱證提供了更多的參考。可是由於理論上和《傷寒論》的對立，將疾病強分為傷寒和溫病的糊塗創建，極大的影響了後世醫家對《傷寒論》的應用，使時醫對《傷寒論》的理解徹底陷入了誤區，總的說來可說是小功而大過。

三、此毒非彼毒

中藥中有一味常用藥叫附子，自古至今在重症急症中起著非常重要的作用。但由於歷代本草均認為附子有毒，也是使用爭議最多的一味藥。附子始載於《神農本草經》，列為下品。言其辛、甘、大熱，有毒。

很多人以為下品就是不好的意思，其實不然，中藥就是糾偏的學問。一般而言上品更接近於食物的屬性，可以常服，中品更接近藥物的屬性，而下品指藥性的偏性更強，而不是不好。

現代本草著作或中藥學教材一般將附子功效概括為：回陽救逆、補火助陽、散寒除濕；主治概括為：亡陽欲脫，肢冷脈微，陽痿宮冷，心腹冷痛，虛寒吐瀉久痢，陰寒水腫，陽虛外感，風寒濕痹，陰疽瘡瘍。

附子是《傷寒論》中應用最廣泛的中藥之一，在《傷寒論》113方中，就有20首方劑使用了附子。考慮到《傷寒論》涉及各種病症，這樣的出現頻率已經很高了。在張仲景以後的一千多年，附子都不是治病的主要用藥。宋明的局方都少有應用，這和治病的思路有關。由於文明的多次斷代，後市醫家不能領悟《傷寒論》的精髓，對《傷寒論》中大量應用附子、肉桂、麻黃深懷疑懼。至清代達到頂峰，不要說肉桂、附子，就算是稍有熱性的藥也要三思而下筆。對附子的畏懼源於陰陽的理解，比如清代徐靈胎就說：「陽盛之人，其陰必虛，陰虛者多火，誤用溫熱，則陽為陰銷，非枯既槁。」又說：「溫熱之藥，往往有毒，陽性急躁，一入臟腑，則血湧氣升，或天時暑熱，一投熱劑，兩火相爭，目赤便閉，舌燥齒乾，口渴心煩，種種症候，一時併發，甚或七竅出血，呼號婉轉，狀如服毒。」可以想像新學中醫的小徒弟看到這樣的描述，誰還敢用溫熱之藥？恐怕一輩子都會對附子避而遠之。前邊徐靈胎說陽盛之人不可用溫當然是正確的，但說溫熱之藥有毒，視溫熱如蛇蠍就是外行話了。有「是」病方用「是」藥，溫熱藥您非用在陽亢之病，那當然是要命的，然陽虛陰盛之體非溫熱奈何？

祝味菊言道：「涼藥陰柔，隱害不顯，陽藥剛暴，顯患立現。好涼藥者，如親小人，日聞諛言，鮮知其惡;用溫藥者，如任君子，剛正不阿，落落寡合。涼藥之害，如小人之惡，善於隱蔽；熱藥之禍，如君子之禍，路人皆知。」這裡先生不僅把附子、肉桂類的作用地位表達得明明白白，也把熱藥難用和涼藥之隱害一併說出，言簡意賅，直白形象，非醫術大家不能為。

要想搞明白附子的藥性，首先要搞清楚附子的毒到底是什麼？「毒」在古漢語中和現在的定義有很大差異，其實是「害」的意思，有毒更接近於有害，在中藥的語境裡也就是偏性更大的意思。和我們現在的「毒」的含義是不一樣的。現代研究表明，附子的主要成分是烏頭堿，有一定的副反應，一般表現為唇舌發麻、噁心、嘔吐、心慌、肢冷、胸悶、呼吸緩慢等。

真正給附子正名的當屬火神派，自火神派祖師鄭欽安開始，附子佔據了中藥的顯赫位置。火神派諸家用附子多為大劑量，一般也要 30g 起步。吳佩衡、范中林、盧鑄之等一般都在 60 克以上，吳佩衡的醫案更有用到每天駭人聽聞的 400 克以上的醫案。為防不測，他強調用附子必久煎 3 小時後先嘗，半小時後不麻口，才與它藥同煎服。李可一生號稱用附子不下 5 噸，他的破格救心湯既有繼承又有獨創，曾救無數人於垂危之際。破格救心湯以《傷寒論》中的四逆東加張錫純的來複湯為主，附子是最重要的成分。對於安全使用附子，李可的幾十年的經驗總結就是不管用多少附子，加上等量的甘草，久煮 2 小時以上，附子的副作用完全可以避免。現在的藥典給出的常用量是 3-15 克，很多時候藥是否管用，劑量也很重要，3-15 克對一般感冒足夠了，對危症重症無能為力。我自己以身試藥，在加甘草的情況下附子每次用到 60 克以內非常安全。

中醫是個方向明確但數量不太嚴謹的學問，一味藥是 9 克還是 10 克，甚至是 10 克還是 20 克，並不是最關鍵的。附子使用要點在於是否需要溫熱，如果有寒，量的大小是技巧問題，若內有熱證，加一點也是毒藥。

百姓中經常會聽到這樣的俗語叫「是藥三分毒」，聽起來倒是蠻有道理的，卻似是而非。中醫之「藥」和百姓口中之「藥」是兩個概念，在中醫中有很多本身就是食物的藥，正所謂藥食同源。日常的食物不要說養生，就算在《傷寒論》這樣的專業醫學著作中也存在，如百合、粳米、雞蛋、大棗、生薑、蔥白等，這都是藥，哪來的「三分毒」呢？

總的說來，對寒症、痹症附子幾乎必用，而且可多用久用；虛證少用，青壯年慎用，老弱宜緩加；實證或衰弱已現油乾燈盡應禁用，陽氣尚存只是陰氣大盛的危急救命又應重用急用。醫學之道，存乎一心，如何用好附子全靠對陰陽的感悟。

四、十八反與十九畏

學中醫的學生都必須要背一個東西，叫十八反、十九畏。藥房十八反最早見於張子和的《儒門事親》，列述了三組相反藥，分別：甘草反甘遂、京大戟、海藻、芫花；烏頭反半夏、瓜蔞、貝母、白蘞、白芨；藜蘆反人參、南沙參、北沙參、丹參、玄參、苦參、細辛、芍藥。

我不知道張子和是怎麼知道這些相反的，根據張子和的學問，我大膽推測可能是上述配伍用於攻下時出了差錯，引起了醫療事故，故而諄諄教誨後人切勿反用。

再看十九畏：十九畏最早見於明朝劉純《醫經小學》，

還編了一個歌訣，曰：硫黃畏樸硝，水銀畏砒霜，狼毒畏密陀僧，巴豆畏牽牛，丁香畏郁金，川烏、草烏畏犀角，牙硝畏三棱，官桂畏石脂，人參畏五靈脂。

劉純是明朝人，醫術如何無從知曉，但他醫術由家學而來，他的老爹劉叔淵有點小名氣，想必學問不過爾爾。「十九畏」和「十八反」諸藥，早就有醫家發現沒太大道理，在古代和現代的很多處方中都合用而未見相反相畏。如在《傷寒論》的甘遂半夏湯中以甘草同甘遂並列；附子粳米湯中，附子配半夏正是共奏溫中止痛，散寒降逆之功；甘草和海藻的合用也是常見，用於散腫潰堅，臨床實踐證明了海藻與甘草配伍是安全的。在臨床驗方中，海藻和甘草配伍的處方並不少見。海藻和甘草的配伍反而使海藻的軟堅散結的效果更強，在治療淋巴結核和甲狀腺機能亢進上，我都見到過相關醫案。丁香、郁金也是如此，在大活絡丹中更是烏頭與犀角同用等等。以如此眾多的反證未見相反相畏，卻沒見合用真的有兇險的案例，可見十八反、十九畏的真實性大可懷疑。這件事就是這麼讓人無語，不管有多少醫家證實劉純、張子和的胡扯，現在的中藥學仍然堅持這麼說。每個學醫的學生照樣要背誦這些無用的東西；藥店也在玻璃板下寫得明明白白的；拿藥的小學徒必須背得滾瓜爛熟才能上崗。你要是開了相反相畏的藥，在藥店無論如何不給你拿，就算你拿著《傷寒論》原稿證明醫聖都這麼開也不行，謬誤的慣性之大可見一斑。

五、藥量之惑

中醫的療效除了明陰陽、辨五行、懂傷寒雜病之別外，還有一個要素，那就是藥量的適中，再合理的處方如果藥量不合適，效果也是大打折扣。宋明以後的醫家崇尚輕清用藥，一方面是對傷寒醫理理解不深不透，另一方面也是文明斷代造成的後人不知前人的結果。

在《傷寒論》中藥量的計算是採用漢制，用兩、銖、升、合等表述。古代的計量單位歷朝歷代多有變遷，漢代的一兩後世完全不知道到底是多少。明以後受李時珍《本草綱目》和汪昂《湯頭歌訣》影響，認為「今古異制，古之一兩，今用一錢可也」，「大約古用一兩，今用一錢足矣」。造成了重大的用量差異。由於兩位醫家很有名，他們的觀點廣為流傳，名醫的特點是治病雖然不一定水準高，但說的話有分量。而事實上，該藥量被證實只是《傷寒論》經方劑量的 1/5。

直到 1981 年考古發現漢代度量衡器「權」，以此推算古方劑量，才解決了歷史上古方劑量的一大疑案，最終確認東漢時期，也就是《傷寒論》成書的年代 1 兩 =15.625 克。此權鑄於光和二年閏月廿三日，光和二年為西元 179 年，與張仲景為同年代。從權上銘文可知，此權為當時中央政府為統一全國衡器而頒佈的標準銅權。按秦漢密制的單位量值和權的量級程式，此權當為 12 斤權，標準重量當為 3000 克。據此東漢 1 斤合今之 250 克，1 兩合今之 15.625 克。也有學者查閱了班固的《漢書》記載，曰：「千二百黍，重 12 銖」，記載 24 銖為一兩。古代和現代的黍米大小並沒有多少變化，有人實際稱 1200 個黍米確實也差不多 7 到 8 克之間。

由於對古代重量單位的誤判，致使宋以後的處方普遍藥量過輕。比如說，《傷寒論》的小青龍湯和當歸四逆湯裡都用到了細辛，一個是三兩，一個是二兩，也就是分別為 45 克和 30 克左右。現在學中醫的，有個人人都知道的說法，叫細辛不過錢。現在說的一錢是多少呢？是 3 克。要是真按照細辛不過錢，那要差多少？再高明的醫生也治不好病，即使按照後來的一兩折合一錢也不止 3 克。已經有多名醫家證實細辛不過錢沒有道理，在臨床上也多次見到用到 30 克，甚至 100 多克的，不僅遠遠談不上要命，反倒效果不錯，估計又是不知道哪個庸醫哪次治壞了病人，再也不敢用了，然後就總結是藥量用的多了。要知道藥不對症，1 克也是誤用，量的大小倒在其次。估計是哪個假寒真熱的病家倒了黴，本來體內熱急似著火，滿心指望醫生送來涼風習習，哪知道細辛下肚如烈焰蒸騰，當即要了小命。找的原因就是細辛用的量大造成的，就留下了諺語，曰「細辛不過錢」。可悲的是這樣的理論還在中醫的高等院校裡廣為流傳，不管有多少證據表明細辛的安全性，藥典的指導用量仍然是 1 － 3 克。教科書還在這麼教，藥房沒有醫生的處方也絕不給你 3 克以上。

《傷寒論》的劑量問題，儘管在考古確認了「權」之後，多名醫家也發表論文指出李時珍的「古之一兩即今之一錢」

斷然不對，但改變中藥的習慣開方劑量異常艱難，中醫之陳舊僵化可想而知。這裡面有慣性的原因，也有官方不作為的原因，還有醫生不願冒險的原因。我就在某中醫論壇上看到一個醫生發言說，只會給自己的親人開方用標準的《傷寒論》劑量，正常坐診是絕不冒險的，因為萬一出現異常情況，擔不起責任。

第九章　養生主

養生這個詞最早源自莊子，《莊子》中有一篇專門叫《養生主》。所謂「主」，就是最重要的核心部分。如果你讀過莊子的《養生主》的話，就會發現和我們現在說的養生完全不是一回事。其中講了三個故事。莊子開篇講「吾生也有涯，而知也無涯。以有涯隨無涯，殆已；已而為知者，殆而已矣！為善無近名，為惡無近刑。緣督以為經，可以保身，可以全生，可以養親，可以盡年。」表達的是道家的無為和儒家的中庸在養生理念中的合二為一。

莊子《養生主》中的三個故事，核心部分是庖丁解牛。這個類似於寓言的故事藏大道於淺顯之中，這是莊子的特色。庖丁解牛說的是一個姓丁的廚師給梁惠王宰牛的故事。梁惠王看著庖丁宰牛，看到他手、肩、腳、膝並用，嘩嘩作響，進刀時刷刷地，流暢極了，聲音像奏樂一樣，身體的動作都像跳舞。

梁惠王說：「天哪！你技術怎麼竟會高超到這種程度

啊？」

庖丁說：「我這個人哪，您看我的手藝挺棒的吧，其實主要是我明白了「道」的內涵，手藝就是小技巧罷了。開始我宰牛的時候，眼裡所看到的就是牛；三年以後，就不是看到整頭的牛了。現在，我就憑感覺，而不用眼睛去看，直覺就能在牛的筋骨相連的地方下刀。技術好的廚師每年更換一把刀，因為他割筋斷肉；一般的廚師每月就得換一把，為什麼呀，他一天到晚砍骨頭。我的刀都用了十九年了，宰的牛少說也有幾千頭了，但這刀刃還像剛從磨刀石上磨出來的一樣。你想呀那牛的骨節有間隙，而刀刃很薄，肢解它原本可以寬綽有餘地的啊！儘管如此，每當碰到筋骨交錯聚結的地方，我還是小心翼翼地，動作緩慢下來，輕輕下刀，每次看到一整頭牛被我完美的肢解開，我可是悠然自得，心滿意足的，完事之後還要把刀保養一下，好好收起來。」

梁惠王感慨道：「啊呀！我聽了您的這番話，可是懂得了養生的道理了。」

這段話即使在現在我給翻譯成了現代文，初看之下庖丁的解牛技巧也和養生不搭界，為什麼梁惠王說聽懂了庖丁的話呢？因為莊子借庖丁之口講述了這樣一個哲理：世間的萬事萬物都是相互關聯的一個整體，相互之間有著錯綜複雜的關聯性，就像牛的身體的每個關節和骨肉之間一樣，養生的道理就是要在紛繁複雜的世界中找到問題的關鍵所在。

這樣的隱喻實在是現代人難以企及的，只有即可化身九萬里鯤鵬之大又可隱身池魚之小的莊子才能把這麼深奧的道理演繹的如此荒誕又絕妙。

一、脾胃論

說養生離不開飲食，可是同樣是吃的一樣的東西，有的人吃的津津有味，有的人吃的味同嚼蠟。即使完全相同的飲食，不同的人一起吃一年，照樣有的人吃的白白胖胖，有的人吃的面黃肌瘦，這是為什麼呢？因為消化吸收的能力不同，這就要說說不同人的脾胃的差異，我從脾胃入手講講養生。

在中醫中，脾和胃是一體的，是表與裡的關係。再好的東西進到我們的胃裡也要消化才能轉化為動力，在先天不能改變的前提下，後天飲食的吸收和轉化就成了我們保持健康的最有效過程。所以就有了腎為先天之本，脾胃乃後天之本的說法。因水谷之運化全賴於脾胃，五臟六腑之營養全依賴脾胃之氣的強盛。在自然界中，土為萬物之母，故自然界非土不能長養萬物。在人體的五行哲學模型中，人體脾胃五行屬土，只有脾胃昌盛，人身之臟腑四肢百骸才能得到滋養。以人身之正氣而言，雖根於先天之腎，然不斷充養全在脾胃，而正氣之盛衰於人體抗衛外邪，祛除疾病，維護健康是至關重要的。只有正氣充盛，才能祛邪於外，維持人身之健康。治病之根本即在於恢復正氣，就算是藥進肚子裡也要有個吸收過程，沒有脾胃的強壯連補藥都難以轉化，所以補養脾胃也就成為治病的主要手段。

明代著名醫家張景岳在他的論治篇中說過：「凡臨床治病，不必論其有無虛證，但無實證可據而為病者，便當兼補以調營衛精血之氣，不必論其有無火症，但無熱證可據而為病者，便當兼溫，以培命門脾胃之氣。」強調脾胃的重要性。

把脾胃強健與否提高到治療核心的是李東垣，他是中醫「脾胃學說」的創始人，他的學術理論強調脾胃在人身的重要作用，相關學說也被稱作「補土派」。 李東垣脾胃論的核心是：「脾胃內傷，百病由生。」《黃帝內經》中對脾胃十分重視，曰：「有胃氣則生，無胃氣則死」，李東垣受到了這一思想的影響。李東垣的脾胃論中有很多經典而易懂的論述，如「胃中元氣盛，則能食而不傷，過時而不饑。脾胃俱旺，則能食而肥；脾胃俱虛，則不能食而瘦。或少食而肥，雖肥而四肢不舉，蓋脾實而邪氣盛也」。「胃乃脾之剛，脾乃胃之柔，表裡之謂也。飲食不節，則胃先病，脾無所稟而後病，勞倦則脾先病，不能為胃行氣而後病」。「胃為十二經之海，十二經皆稟血氣，滋養於身，脾受胃之稟，行其氣血也」等等。

自然界的土壤千差萬別，有肥沃的黑土地，也有很多辛苦一年也長不出多少糧食的貧瘠土地，人的脾胃何嘗不是如此？現實生活中既有一頓飯能吃幾斤肉，可以抗三天不吃的壯漢，就像李東垣所說的胃中元氣盛則「食而不傷，過時而不饑」。也有人確實吃的不多，但虛胖的厲害，上個樓氣喘吁吁。就是「或少食而肥，雖肥而四肢不舉」。

既然脾為後天之本，理論上就可改變，那如何健脾呢？中醫仍然是在五行理論中找辦法。首先從脾的定義入手，《黃帝內經》對脾的定義為：脾主肌，色黃，味甘。中醫治脾胃虛弱的經典處方就是四君子湯，由人參、白術、茯苓、甘草四味藥組成。其中人參和甘草、茯苓都是味甘，甘草更是色味合一。對飲食而言，同樣是色黃味甘養脾胃，最典型的就是小米，自古就是養胃佳品，這既是中國古代養生思想的理論指導下得出的結論，也是千百年來老百姓切身體驗後證實了的結果。

脾喜溫惡寒，很多中醫終生不吃冰的東西，甚至把所有的水果都禁絕。因為在中醫的理念中大部分水果屬於寒涼，少吃冰的東西是對的，當然完全不吃水果就矯枉過正了。但是脾胃虛弱的人確實應該先養脾胃，待胃氣充盈時再享受水果，否則消化不良，營養液無法吸收進去。現代醫學最講究的是膳食平衡，問題是我們不是按照既定飼料餵養的小動物，我們做不到膳食完全平衡。要求我們的每一頓飯都有葷有素有菇，要求我們每天都吃定量的水果，定量的肉蛋奶未必是科學的，更失去了享受美食的樂趣。而且人的消化能力各不相同，按照既定的食譜消化不了怎麼辦？我就看到身邊有一個同事，嚴格執行著所謂營養學家的建議，每天吃一個蘋果。可惜這位女士腸胃不好，明顯脾胃虛寒，經常是吃完蘋果後捂著肚子說不舒服，還要靠喝點滾燙的熱水緩解。我就奇怪，問她那你為什麼非要吃蘋果呢，她用奇怪的眼神看著我說，專家說的這是必須的！我無言以對，心想專家才不管你吃了舒服不舒服呢。

另外，就算營養學的膳食平衡理論是正確的，在現實中也做不到。尤其是年輕人，每日裡工作疲於奔命，工作餐只能有什麼算什麼，哪裡顧得上膳食平衡？還有一點更難做到，就是我們每個人的飲食愛好都有偏性，有喜歡吃面的，有喜歡吃米的，有喜歡吃肉的，也有喝奶喝不下去的。如果按照一個食譜大家都一樣，就算膳食平衡有利於健康，我要是每頓飯都吃的是不喜歡食物，那生活還有什麼趣味？要是吃了一輩子不喜歡的食物就算活到 120 歲又有何意義呢？所以，所有的膳食平衡理念都是次要的，想吃什麼就吃什麼。洪昭光教授說過一個養生法則，「有粗有細，不甜不鹹，三四五頓，七八分飽。」其中他也說，這些要求中的七八分飽是最關鍵的，也就是說不讓你的脾胃累著才是最關鍵的，如果能做到大部分時間七八分飽，其他的飲食養生原則都是次要的。

二、論補

說養生就要說到「補」，中國人是最講究「補」這個概念的，補的概念已經深入到中國人的血液中。有時候經常在電視裡可以看到某某食物大補的言論，廣東人更是把煲湯補身發展成了一種文化。但讓人無語的是，無論是平均壽命還是強壯程度，中國人在世界各國的橫向對比中都沒優勢可言，就算天天喝大補湯的廣東人也沒見什麼特殊，那我們號稱各種大補的食物都吃哪去了呢？

這裡首先應該明白一個概念，那就是「補」到底在補什麼？在中醫的治療中，遵循的就是《內經》的理論叫「虛則補之」，是一種對身體糾偏的理念。補的目的不是強壯，而是為了達到不虛，也就是正常的狀況。醫藥的作用絕無把先天元氣不足的人補到奧運冠軍的作用，要是藥物真有這樣的功效，多給我們中華民族的青少年天天大補，個個全是運動健將外加長壽多好。例如人參在各家本草中均首先定義為大補元氣，元氣是什麼，是我們賴以生存的生命動力之源。元氣充旺人就健康長壽，既然人參大補元氣，吃人參應該可以增壽呀，可是古代皇家的人參可以當飯吃，為什麼有的長壽，有的短命呢？

這就涉及到了陰陽理論中的元陽或者叫元氣的概念，所謂身為先天之本，何為「本」？就是本來有的東西，那是父母給的，不是你努力可以得來的。我們每一個人出生時父母已經將先天之「氣」寄存在了我們的身體中，這就是「元陽」，它藏在哪裡呢？中醫叫命門，命門在哪？不知道，誰也說不清，只能說在身體某個深處。如果把先天之元陽比喻成錢的話，類似於一個家族基金，現代富豪為了給子孫留下財富，又擔心子女揮霍，多有以設立家族基金的方式留下遺產。家族基金的特點就是專業人員管理，每年給後代固定的收入，除非特殊情況，不能超額支取。人身之元陽也是一樣，每年自動消耗，只會超支，不會留存。再怎麼養生，先天元陽如果理論消耗極限是 100 年的話，絕不可能活到 101 歲，只會減少不會增多。各人先天元陽多少全憑父母，這是後天外來的任何因素不可改變的，也就是說元陽補不了，要不然也就不叫先天了。一個人所有的養生最極限就是健康活到理論極限值，這在西方現代生命科學的研究中也有類似的證實。研究表明女人一生的卵子數是固定的，就像基因一樣，生下來的那一刻起就已經不可改變。極限值就是這麼多，只會減少不會增加，每一個女人一生的排卵總數是不一樣的，總量多少代表著她父母給她理論壽命的預存程度，所以強制排卵做人工授精是以犧牲女人的陽壽為代價的。

我們回過頭來再說人參之「補」，明白了此「補」非真「補」，就知道其實「補」就是類似於啟動或者激活的意思。人參多年在陰濕寒冷之地生長，歷經寒暑輪換，本身積聚了自然之陽氣。人服用不過是借自然之陽啟動自身之陽，對本身陽氣尚存者，人參有強壯之功，也只是讓自身陽氣宣發，生命活力增強而已。如果您自身已經元陽耗盡，千年人參又有什麼用？所以就算皇上臨死也不能靠人參增壽，要不然也就不至於改朝換代了，天天吃人參永遠不死多好呀！有人說，人參有吊命之效，有的病人看著快不行了，喝一碗參湯下去有精神了，多活了好幾天。這樣的事情只能說明病人元陽尚未耗盡，人參不過是往殘陽之火中吹了點氧氣，看似復燃，實際上自身真的沒火力了，該熄滅還是熄滅。古代醫生用補藥有個體會叫「扶強不扶弱」，身體原本挺好的，因為種種原因短時間虧虛的，補藥效果非常好；生下來原本就體弱多病，補藥效果差不說，還有可能適得其反，俗話叫「虛不受補」，就是因為所有的「補」都只能補後天，先天不足那是命，醫生沒辦法。那麼補還有作用嗎？當然還是有，父母給的先天再好，後天也要有吃有喝有營養，沒聽說天天喝粥永遠不吃肉的能身體多壯實的。那麼後天的補養是在補什麼呢？中國還有句話叫藥補不如食補，正常人沒病的時候依靠藥物是沒必要的，正常飲食加上鍛煉身體就是補。已經生病或者嚴重亞健康的人群，單純的食補效率是低下的。這時候中醫的五行平衡理論就起作用了，虛者補之，實者瀉之，使五臟平衡達到健康的目的。需要用時大黃也是補藥，用錯了人參也是毒藥。但是必須明白，所有的「補」都是為了讓身體達到它本應該有的理想狀態。

在現代西方醫學的理論中，注重各種營養元素的攝入，這和中醫的食補思想有共同之處。可惜中西方理論雖著眼點不同，有一點倒是相同的，就是都有道理也都是片面的。中國人信奉樸素的吃什麼補什麼的想法，由於對性能力的崇拜，各種各樣的「鞭」都受到了禮遇，這成了獨特的中國風景。西方人對中國人的這一愛好異常費解，心想我沒吃那玩意不是挺棒的嘛。由此看來各種各樣的「鞭」確實是沒用的。中國人講究補腎，各種動物的腎臟也就成了搶手貨，同樣是烤肉，烤羊腰兒不僅貴還好賣。假設我們的這一理念是正確的，吃腰子就補腎的話，那吃五花肉的怎麼辦呢，難道專門長腹部的贅肉嗎？吃雞爪子的呢，是補手部呢還是補腳部呢？要是喝的是牛尾湯呢？顯然這是荒謬的理論，中國人的想像力經常達到臆想的境界，原本的吃什麼補什麼的概念應該是源自中藥的藥性。天人合一的思想在藥性論的篇章中已經闡述，在食物中想必也做了延伸，可惜這一樸素的思想在現實中被扭曲了。正確的理解應該是這樣的：自然界的萬物皆有其屬性，對食物而言，吃了在寒冷地區的東西就會借助其抵禦寒冷的力量；吃了在陰濕之地生長的食物就會耐風濕；吃了善於奔跑的動物的肉就會有助於增長肌肉等等。所有這些觀點全部基於天人合一的理念，這一理念無法通過科學實驗去印證，但在現實中可以找到反證的實例。中國人都聽說過一個詞就是水土不服，它專指到一個新地方不適應當地的飲食氣候，出現一系列的不適應，嚴重的會有上吐下瀉等等。在當地生活一段時間後就會緩解，這就是吃什麼補什麼的理念在現實生活中的體現。因為一個人在長期居住地的飲食是當地的米麵蔬菜，它們和當地的自然氣候最相宜，吃了這些東西後人體也會自然而然的適應本地的一切。到了一個新的地方以後，進食全部是不相宜的東西，甚至是反向的。如長期乾旱之地的人到長期濕熱的地方去生活，要想儘快適應濕熱的環境，最好的辦法是食用濕熱地區生長的食物。對嚴重的水土不服者，還可以應用濕熱之地的藥物，以加速糾偏。中國的古代人講究的是非時不食，也就是說不是時令的東西是不吃的，這和吃什麼補什麼的原理是一樣的。這在現代生活中已經很難實現了，我們的米麵哪知道是不是當地的？連進口的都有可能，蔬菜水果更是運到全國各地，想吃純正的本地食物太困難了，這也就增加了在當地「水土不服」的可能性。實際上有人莫名其妙的不舒服說不定就是吃了反季節或者遠方的水果造成的。我不主張不時不食，因為首先太困難，另外，反季節也不全是不宜的。當年北方的冬天只能吃蘿蔔大白菜，依賴科技進步和運輸的發達，現在北方的冬天可以吃到各種新鮮的蔬菜，難道還要回到古代冬天吃儲備菜的時代才合理嗎？更何況反季節水果的生長也是模擬應季時的生長環境，儘管比完全自然生長的還是差一些，但和古代的非應季不是一個概念。只是理解了天人合一的理念，對跨地域比較遠的產品應該儘量少吃，比如長期在北方生活的人少吃熱帶水果，尤其是冬天。

在日本和韓國都有句話叫「身土不二」，這其實是從中國傳過去的詞，體現了中國古代的養生思想。現在反倒成了人家的理念，它的意思是：人身和當地的水土是不能分離的。人生活在這塊土地上，最好食用當地長出的東西，因為食用了本土的適應環境的食物，就會身體健康。日本的農業保護非常厲害，同樣的大米，本土產的差不多是進口價格的好幾倍。一方面日本本土農業確實先進，大米品質全世界有名；

另一方面也和民眾的身土不二的理念有關，日本普通民眾寧可忍受高價也盡可能食用本土農產品。同樣的理念在韓國也非常流行，甚至引申到了精神領域，意思是說，我生在自己的國家，生我養我的土地上生產的東西才是最適合我的，時刻提醒國民使用本土的產品。身土不二是在天人合一的思想下延伸出來的概念，這樣的理念在日韓演變成了對民族食品的偏愛，甚至延伸成了對本民族的所有東西的熱愛。而作為天人合一這一偉大思想的發源地，中華民族引申出的卻是吃動物的生殖器也會補養我們的生殖器，想起來有些啼笑皆非的苦澀味道。

西醫的營養學有它的科學性，也有它的偏執性，有時候也不可信。西化的醫藥學家們最喜歡的就是分析食物中含多少蛋白質，多少氨基酸，多少微量元素等等，這些指標可參考，但不宜拘泥。如果按照西化醫藥學家的理論，你隨便抓把土也可以化驗出含有很多營養成分，富含各種微量元素，但是你吃點試試，會有營養嗎？現代養生理論的專家有時候能把中醫思想和西方的營養學結合起來，不僅沒有相互借鑒長處，反倒搞得不知所云。有一次我看到報紙上煞有其事的說吃羊肉的禁忌，說是不能和醋同食。言道醋主收斂，不利羊肉宣發。這倒也罷了，不能理解的是不能和西瓜同食。理由是西瓜性寒，和羊肉性溫相衝突；又說不可與南瓜同食，因為南瓜性溫，放在一起吃易上火。那吃完羊肉到底可以吃溫性還是涼性的呢？更可笑的是說，吃完羊肉不可喝茶。說是茶有鞣酸，會產生鞣酸蛋白質，使腸的蠕動減弱，大便水分減少，進而誘發便秘。眾所周知，遊牧民族把羊肉當飯吃，把奶茶當水喝。茶葉是牧民的生活必需品，難道人家全便秘不成，簡直胡說八道。自家的東西沒搞懂，人家的東西沒學會，全是故作養生行家。

不是只有中國有假行家，外國也多得很，洋大人也經常花不少銀子研究一些不著邊際的東西，甚至研究完後給人誤導。比如多年前一個國外研究者研究了雞蛋黃裡含有大量的膽固醇，而膽固醇會導致動脈硬化，結果這一謬論使很多老年人不敢吃蛋黃，寧可把蛋黃糟蹋了只吃蛋清。結果科學家近年研究又發現，蛋黃中除含膽固醇外，卵磷脂含量也很豐富。卵磷脂是一種很強的乳化劑，能使膽固醇和脂肪顆粒變小，並保持懸浮狀態，有利於脂類透過血管壁，為組織所利用，從而使血液中的膽固醇減少。美國營養學家從雞蛋中提取卵磷脂，讓有心血管疾病的患者每天食用。3 個月後，患者血清膽固醇含量顯著下降；用以治療動脈粥樣硬化，也收到意外療效。這說明雞蛋裡的卵磷脂對高膽固醇有治療作用。只要不多吃，一天一個雞蛋非常好，何必用研究所得的雞蛋成分去誤導消費者呢。可惜謬論一旦形成，扭轉非常難，蛋黃的浪費不知道還要持續多少年。

當然，凡事皆有度，雞蛋再好多吃也成了負擔。一次在電視上看到一個胖胖小男孩說，他的爸爸為給他增加營養在蛋炒飯裡一次加 9 個雞蛋，我看到小男孩的無奈表情時真是哭笑不得。我真想說：可憐的孩子呀，你碰到了一個愛你但愚蠢的父親，為了自己的健康，你可要有反抗的精神呀！

中醫養生專家們還經常把食物當做藥物來不倫不類地分析一番，將中藥的性味理論用之於食物，把所有吃的食物都強分為寒溫。比如都說鴨肉性寒，我就不知道鴨肉性寒是怎麼界定的。俗話說「春江水暖鴨先知」，說明鴨子冬天都一直在水裡游泳的，春天來臨的水溫才會敏銳的感覺到。冰冷的河水都不在乎的鴨子，怎麼會性寒呢？這大概是鴨肉油多，難以消化，致使某個醫家吃了鴨肉總是拉肚子，就說鴨肉性涼，一直也就流傳下來了。再比如豬肉和牛肉不共食的說法由來已久，《飲膳正要》指出：「豬肉不可與牛肉同食」。據說這是從中醫角度來考慮，豬肉酸冷、微寒，有滋膩陰寒之性。而牛肉則氣味甘溫，能補脾胃、壯腰腳，有安中益氣之功。稱二者一溫一寒，一補中脾胃，一冷膩虛人。性味有所抵觸，故不宜同食。這簡直是胡說八道嘛，且不說牛肉是否性溫，豬肉是否性寒，就算是這樣，一會兒說寒溫同用，一會兒說有所抵觸，到底應該怎麼吃呢？更何況誰定義說豬肉性寒涼呢？在我看來，所有平常的食物如果強用性味定義的話，絕大多數都可以定義為性平。凡可長期食用者，偏性都不大，沒必要以中醫思維來研究食物，所謂的中醫養生專家俱不靠譜，不聽也罷。

飲食的謬誤言論數不勝數，批駁的力量總是難以改變既成的荒謬。對普通人來說，到底西方的營養學和中醫的食補核心是什麼很難搞清楚，那麼如何把我們祖先古老的智慧很簡單的應用到日常生活中，讓我們的身體得到補益呢？這裡我給出兩個原則：一是從健脾胃入手，你一定要明白，食物本身的營養是一回事，進入到你的腸胃，你能從中榨出多少營養是另一回事。沒有強健的脾胃，多有營養的東西也不過是穿腸而過，身體本身並沒有受益。至於如何健脾胃中醫給出了明確的指導，包括甘入脾，胃喜溫惡濕，胃滿而腸空，腸滿而胃空等等。以少吃寒涼，甘溫助陽，不要暴飲暴食，不饑不食為原則。二是多食用「高品質」的食物，這個「高品質」很難簡單的用幾句話描述清楚，只有徹底明白人與自然的一體化才能領悟。我可以舉兩個例子作為參考，比如同樣的物種，生長緩慢，產量較低的東西就相對價值高，相當於單位時間單位面積的土地賦予它的價值不同。同樣是大米，南方一年三季稻和東北的單季稻，差的不是口感，真正的差距是它自身蘊含的無法用理化實驗證明的內在能量。就像速生樹木不成材一個道理，速生的食物同樣也是低級的。兩個月就出欄的肉雞和兩年的散養雞的差別同樣是一個道理。所謂的好吃不好吃的口感，只是作為萬物之靈的人類用最簡單的感覺甄別了它們的內在價值的高下而已。再比如同樣是牛肉，生長三年正在青春期的牛的肉，和一個老邁將死的牛宰殺後的肉也是價值完全不同的。一條深海的暢遊的魚和同樣在近海網箱養殖的同類相比內在價值也是天差地遠的。也就是說動物它自身生命的旺盛程度不同，營養價值也不同，它所蘊含的活力也是你的活力來源，有了這樣的理念，我們就能在生活中盡可能的去選擇最有可能對身體有利的食物，才能真的做到「補」。

三、適齡婚育

一個人是否健康長壽，有很多因素，但遺傳因素是最重要的。其他的都可改變，而遺傳從我們出生的那一刻就已經一生註定了，而我們一生的身體素質與在我們出生時父母的年齡有著密切的關係。

《素問上古真言論》中說：

> 女子七歲。腎氣盛，齒更髮長；二七而天癸至，任脈通，太沖脈盛，月事以時下，故有子；三七，腎氣平均，故真牙生而長極；四七，筋骨堅，髮長極，身體盛壯；五七，陽明脈衰，面始焦，髮始墮；六七，三陽脈衰於上，面皆焦，髮始白；七七，任脈虛，太沖脈衰少，天癸竭，地道不通，故形壞而無子也。丈夫八歲，腎氣實，髮長齒更；二八，腎氣盛，天癸至，精氣溢瀉，陰陽和，故能有子；三八，腎氣平均，筋骨勁強，故真牙生而長極；四八，筋骨隆盛，肌肉滿壯；五八，腎氣衰，髮墮齒槁；六八，陽氣衰竭於上，面焦，髮鬢斑白；七八，肝氣衰，筋不能動，天癸竭，精少，

> 腎藏衰，形體皆極；八八，則齒髮去。腎者主水，受五藏六府之精而藏之，故五藏盛，乃能瀉。今五藏皆衰，筋骨解墮，天癸盡矣。故髮鬢白，身體重，行步不正，而無子耳。

內經所表達的是這樣一個理念：男子一般發育較晚，而衰老較慢，女人一般發育較早，而衰老較快。但生育的旺盛期都差不多，不管男女都要在腎氣始發至旺盛的中間育子最佳，都是在三七、三八至四七、四八之間，也就是約 20 多一點到 30 歲多一點。這段話被後世一些教條主義養生偽專家也衍生為凡事都女七男八。有一次在電視上看到一位元白髮蒼蒼的養生專家講解內經中男八女七的特點，聲稱元宵節吃元宵在個數上有講究，男子吃八個，女子吃七個，號稱滋陰壯陽。對於老先生的高論，我只能用走火入魔幾個字來形容他了。內經的男八女七的說法不能機械的去理解，更不能凡事掉進女七男八的數字坑兒裡。這是內經揭示的一種男女生命不同階段特點的規律，最重要的作用就是告訴人們應該什麼時間生育對後代更有利。

在《封神演義》裡記錄了妲己和紂王做的一件和中醫有關的混蛋事。一天妲己和紂王在摘星樓上歡宴，時值隆冬，天寒地凍，遠遠地看見岸邊有幾個人將要渡河，二三個老年人挽褲腿正在水中，但一些年輕人卻逡巡不敢下岸。

紂王問妲己：「河水雖然冰寒，但老人尚且不畏，年輕人卻那麼怕冷，這是怎麼回事？」

妲己回答：「妾聽說人生一世，得父精母血，方得成胎。若父母在年輕時生子，那時他們身體強健，生下的孩子氣脈充足，髓滿其脛，即使到了暮年，耐寒傲冷。假如父老母衰時才得子，那他們的孩子氣脈衰微，髓不滿脛，不到中年，便怯冷怕寒。」紂王極為驚訝：「竟然有這種事？」

妲己說：「大王不信的話，就將此一起渡河的人，砍斷他們的脛骨看一看便知。」紂王就命人將過河的幾個人活捉到樓下，一人一斧斷去兩腿，果然老年的那些人髓滿，年少的卻骨空。 紂王大笑說：「愛妾料事如神！」

《封神演義》是中國的神魔小說，裡邊的故事神乎其神，可信的不多。但從上面的妲己對氣血的描述倒是讓我有點相信封神演義是有一定的歷史事實的，如果不是紂王真的幹過這樣慘絕人寰的勾當，很難想像小說中會有人能編出如此合乎醫理的事情。事實上，妲己的言論是千真萬確的，一個人的腎氣是否健旺，年老時骨髓知否充盈，主要決定於父母懷胎時的先天稟賦。

人的一生長壽與否最直接的關係就是父母在你出生時給你注入的原始元陽到底有多少，就是所謂的遺傳基因。美國《預防》雜誌曾刊文列出了 14 個確有科學依據的長壽跡象。第一條就是出生時母親還年輕，美國芝加哥大學科學家跟蹤研究發現，一個人出生時母親年齡如果不到 25 歲，他們活到

100 歲的幾率是出生時母親超過 25 歲的人的兩倍。長期跟蹤統計得出的結論和我們祖先給出的腎氣學說幾乎完全一致。如果有人有興趣統計的話，可以調查競技體育世界冠軍出生時的父母年齡。我相信，父母都超過 30 歲再生育的孩子成為任何一個競技體育項目的世界冠軍的比例一定非常低。晚婚晚育會使人種一代一代體質越來越差，要不是有農村的適齡生育，中國的體育事業更加堪憂。在科學界肯定也差不多，年老生子無論體力還是智力都不太可能有超常的表現。

我們國家實行計劃生育的幾十年中遺留了很多社會問題，最大的問題是晚婚晚育帶來的弊端，幾代積累的晚婚晚育將極大的損害我們民族的人種品質。據中國婦聯的統計，現階段中國育齡夫婦不孕不育發病比例達到 1/8，不孕不育患者已超過 5000 萬，並仍逐漸增加。這絕對是個可怕的數字，儘管我們的人口基數龐大，少生點孩子不是大問題，可怕的是這麼多不孕不育的適齡夫婦說明我們國民的整體生育能力低下。儘管造成不孕的原因很多，但先天元氣不足絕對是主因。看看身邊的城市年輕夫婦，30 歲以後生育的占了相當一大部分。如果幾代這樣積累晚育的話，可以斷言，後代不育的概率還將增加。

再比如所謂的遺傳性高血壓，正常的人到晚年血壓增高在一定範圍之內是正常的。如果你不到四十歲就高血壓了，甚至 20 幾歲就高血壓了，其實就是你的家族陽氣不旺，不足以支撐到人類公認的老年階段就提前衰老了。這和遺傳有關，但不是遺傳性的疾病，更和基因沒關係，就是先天父母在你身體內注入的元陽太少了。不同的人在相同的年紀生育子女，後代的腎氣稟賦是不同的，要不然也就沒有天才一說了。作為個體，你唯一能把握的就是自己，一個人在他一生中自身元氣有其生長、旺盛、衰退的規律，這在《黃帝內經》中表述的非常清楚，那就是男人腎氣最旺的年紀是在二十到三十歲之間，這時候做父親最合適，女人最佳懷孕時間相對要早要短，在十八至二十五、六。不要相信三十歲甚至三十五歲是男女生育最好年齡的鬼話，對於同一個人而言，不可能她三十多歲比二十多歲的時候生育能力更強。對於個別晚年得子，後代仍然很壯實情況不可類比。天賦異稟的人終究是少數，而且對他自己而言，晚年得的孩子比年輕時的孩子更結實的概率也極低。儘管是否能夠生出健康的後代有多種因素，比如受孕時的心情、環境等，但最主要的是生育年齡。

晚育之弊小到影響一個家庭的興衰，大到影響一個王朝的更替。就拿清朝來說，眾所周知，清朝皇族起家於白山黑水之間。當年愛新覺羅家族是以刀馬入主中原的，祖先俱是身體強壯之人。由於皇家後宮的女子 30 歲以後很難獲得寵倖，所以皇子們出生時母親一般都在生育旺盛期，這樣父親的強弱基本決定了後代的品質。入主中原後的第一個皇帝順治雖然命短，但並不是體弱，是由於天花早逝的，或者傳言他出家了。不管結局怎樣順治並不是體弱，他 24 歲就有了 8 個子女。後來的康熙皇帝是他的第三個兒子，玄燁出生時順治才 18 歲。康熙自幼身體強健，一生勇武，生育並成年的就有 24 個兒子 11 個女兒。《清史》中描述康熙年輕時「筋力頗佳，能挽十五力弓，發十三握箭」；「天稟甚壯，從未知有疾病」。康熙一生文治武功，活到 69 歲，清初國事繁鉅，他又是個有為的君主。康熙一生勞心勞力，且一生御女無數，房事頻繁，仍然活到將近 70，實屬難得。要不是晚年眾子奪位讓他心力交瘁，原本可以更長壽的。雍正是康熙的第四子，生雍正時康熙皇帝 24 歲，正是血氣充旺的最佳生育年紀。雍正的生母烏雅氏入宮為宮女，時年 13 歲。歷史記載烏雅氏長相俊美，溫柔體貼，很得康熙帝寵愛。接連的生育經歷證明了這一點。康熙十七年生皇四子胤禛，時年烏雅氏僅 19 歲。雍正先天身體稟賦極佳，歷史上對雍正的總體評價不怎麼樣，但他勤政卻是公認的。據記載一年之中只有生日那天他才會休息，在數萬件奏摺中他所寫下的批語，就多達 1000 多萬字，這可是要有好身體才能完成的。可惜晚年熱衷於丹藥，妄想長生不老，結果枉送了性命，死時才 57 歲。弘曆出生時他老子雍親王 32 歲，也正是壯年時期。更難得乾隆有個身體極佳的母親。乾隆的母親生他時才 19 歲，後來一直活到 86 歲，在後宮要記載長壽排名的話恐怕也數一數二了。康雍兩代不僅給乾隆留下了日益昌盛的大清帝國，祖上幾代壯年生子的積累也給了乾隆一個好身子骨。據說乾隆有罕見的 36 顆牙齒。現代人的牙齒都在 28 和 32 顆之間，成年人即便長全 4 顆智齒，也只有 32 顆牙齒。但先天腎氣極旺的人擁有 36

顆牙齒也是有的。《水滸傳》第一回，就有一段這樣的文字，洪太尉上山請張天師，結果路上遇見了吊睛白額錦毛大虎。施耐庵寫洪太尉的驚懼之狀，用了這麼一句話「唬的三十六個牙齒捉對兒廝打」。說明 36 顆牙齒在古代也並不是獨一無二的，只是很少罷了，只有稟賦極強的人才會有。乾隆活到了 89 歲，號稱十全老人，到他找繼承人時就麻煩了，因為他太長壽了。年輕血氣充旺時生的孩子根本看不到繼承皇位的希望，索性去吃喝玩樂了。十五阿哥永琰也就是後來的嘉慶皇帝出生時乾隆已經 49 歲，男人的陽氣早已衰微，就算是乾隆這樣的好坯子到 49 歲也難免夕陽西下了。嘉慶活了 61 歲，在皇帝裡邊也不算短命，但愛新覺羅的皇家血脈從此陽氣大衰。道光皇帝雖是嘉慶壯年所生，但一生身體頗不佳，年輕時生了好幾個兒子都夭折了。好不容易到了 49 歲才生下後來的咸豐皇帝，被後人稱為無遠見、無膽識、無才能、無作為的「四無」皇帝。祖輩父輩陽氣兩代衰減下來，咸豐的身體素質極差，加上縱欲過度，在天地一家春的溫柔鄉裡 31 歲就歸天了。勉勉強強留下了個種，就是後來的同治皇帝。幾代晚生子之後同治皇帝 19 歲就撒手西去了。同治皇帝的死因不明，有人說梅毒，有人說天花，不管怎樣，同治死前已經大婚兩年，沒有留下子嗣，身體之差不言而喻。要知道他的祖先順治皇帝、康熙皇帝在 18 歲時都已經有好幾個孩子了。同治以後的光緒、宣統都是在道光的後世子孫中選的，都是道光之子奕譞的後代。奕譞生於道光二十年，出生時道光已經 58 歲，子孫皆陽氣不足。光緒、宣統接連沒有後代。愛新覺羅皇族的英武自乾隆後因立晚生子即位而逐漸遠去，一個王朝繼承人的智慧和血性就這樣一代代的衰減在歷史長河中了。

大清帝國的覆滅歸根到底是由於政治的落後。當遙遠的西方正在如火如荼地進行著文藝復興思想大解放的時候，晚清帝國還在閉關鎖國，以主奴立法，做著千秋萬代一統中原的春秋大夢。就算沒有洋大人的槍炮，內亂也已紛紛而起。但倘若後代帝王盡如康熙、乾隆般健壯，面臨時代潮流順應民意，革新謀變，局面為之一新也不是不可能。最不濟也不會讓慈禧那樣的只會玩弄權術，全無治國之謀的蠢女人統治中國 47 年。1840 年後的中國百年苦難也許可以倖免，皇家的愚昧帶來的卻是整個中華民族的不幸，歷史之無奈，真是令人唏噓。

類似的情況還有漢武帝，以劉徹對匈奴寧折不彎的血戰到底的性格，年輕時必然陽氣充旺。事實上，在他的年代，內憂外患加之夜夜笙歌還活 70 歲，先天那是極好的，在皇帝裡絕對也是長壽的。但可惜他立的太子是老生子，漢武帝死前立他與鉤弋夫人生的孩子劉弗陵為繼承人，就是後來的漢昭帝。劉弗陵繼位時年僅八歲，也就是說劉徹 62 歲才生的劉弗陵。歷史記載，劉弗陵身體一直不好，從小體弱多病，大小事全靠霍光輔助。在位僅 13 年 21 歲就病死了，連孩子都沒有。去世後，霍光擁立武帝的孫子劉賀即位。27 天後又被霍光廢掉，擁立武帝曾孫、劉據之孫劉詢即位，即漢宣帝。昭宣兩帝期間，雖天下太平，但自漢武帝後皇帝不是無子就是短命，朝廷權利頻繁更迭，直至鬧出王莽篡權。西漢衰落原因眾多，但自漢武帝後再無雄主和他當年的立晚生子即位不無關聯。須知腎藏志，凡自幼有大志向、大毅力者必是陽氣充旺之人，一國之君腎氣不充，國家必然渾渾噩噩。

對於現代中國人來說，已經沒有誰還有皇位來繼承了，但同樣也有繼承人的問題。誰不想自己的孩子一生健康呢，後代的身體強弱關乎孩子一生的命運，此事體大，輕忽不得。中國父母對孩子的疼愛以無私著稱，甚至經常出現溺愛的現象。在我看來，如果你疼愛你的孩子，最應該做的事情就是在合適的年齡，保持健康的身體狀況時讓孩子出生。一個健康聰慧的孩子絕對和他出生時父母的年齡有關。為了你孩子的未來，為了家族的未來，甚至為民族的未來，應該在最適合的時候婚育，啥叫最適合的時候？祖先早就給出了答案，女以七為數，男以八為數。都在三與四倍之間，就是二十出頭到三十左右的樣子，不宜再晚。

四、節欲養生

在中文內涵中，性和命是連在一起的，有性才有命嘛，所以叫性命。在中國，性是個最奇怪的話題，一方面自古至今都對性諱莫如深，另一方面卻有著世界上獨一無二的房中術。同時這個世界上人口最多的國度恐怕也是世界上性知識普及最差的國家之一，到處充斥著稀奇古怪糊裡糊塗的性生活理念。中國是世界上把性生活和養生聯繫得最緊密的國家，中醫也經常把各種疾病歸咎於房事不節，腎精暗耗。

而在國外，外國醫學家研究調查卻表明，光棍和單身的男女死亡較早。事實上這樣的結論在中國也一樣，無性的生活不僅無助於長壽，反倒普遍短命。這就很容易產生這樣的結論，那就是中國人對性的認識是荒謬的，人家未加任何禁欲也沒見有什麼不好。國外的足球運動員大賽期間太太們不是照樣探班嗎？那麼性生活和疾病和長壽到底有沒有關係呢？答案是確實是有關的！這就成了悖論，到底性生活對健康是正作用還是副作用呢？於是有人就給出了一個詞叫「適度」，甚至給出了不同年齡的人應該遵守的性生活頻率。其實懂得了水火也就懂得了性與命，所有的適度原則都很難有固定的量化標準。在道家裡有個經常用的詞，叫水火相濟。如果把人的身體比喻成一個爐火，而確實先天之腎陽原本就是火性，性生活就像往正在燃燒的爐火中加水，當爐火熊熊時，我們都知道澆水會使爐火更旺。對腎氣充旺的年輕人來說，性生活恰如水助火勢。但當爐火微弱時，加水卻是致命的，這就能理解為什麼有的人性生活後精神煥發，而有人在性生活後會萎靡不振。性生活於個人而言很簡單，如果你覺得事後精神煥發，那就是好事，是有益於健康的；如果事後疲勞不堪，那就是反作用，無益於健康，就要節制了。

理解了水火相濟也就很容易明白性生活對於我們的意義，性生活本身既不會損壽，也不會增壽。人的壽命要達到什麼程度算正常呢？還是用一爐火來比喻，當所有的燃料全部燃盡時，理論壽命就會達到最大值，這時候叫無疾而終，有些得道的高僧，最後的坐化就是這個原理。如果縱欲搞得丟了性命，那也很好理解，再旺的爐火也禁不住你沒完沒了的往上澆水，實際上他那爐火還有很多可用的燃料呢，生生讓他自己澆滅了。如果性生活對我們的健康有益的話，也只是在自身爐火正旺時加了助燃劑，有助於充分燃燒。但助燃只會是燃燒更充分，並不會使燃燒更久，也就是說，適度愉快的性生活會提高生活品質，如此而已。另一方面，永遠沒有性生活並不會帶來健康長壽，我們生命的一爐火從出生時就開始了燃燒，就算你永遠不加水，該燃盡也會燃盡的，所以終生單身和禁欲主義者並不能長壽，現實中的資料也佐證了這一點。

當然，性生活的節制只是養生的一部分，老莊講節欲，被後世道家醫家片面的解釋成了節制性欲，其實老莊的養生又哪裡在僅僅關注男女那點事呢。《道德經》說：「名與身孰親，身與貨孰多，得與亡孰病，甚愛必大費，多藏必厚亡，故知足不辱，知止不殆，可以長久」。欲望是指人所有的貪欲，一個完全沒有性生活的人，每日裡惦念是如何佔有財富，如何爬的官位更高，如何吃盡天下美味，看遍天下美景，也是遑論養生的。道的精髓不在於滅人欲，而在於知道如何去除自己不該有的欲望。只因老子深刻地理解了人類的本性，就是任何欲望不加以控制都是危險的。第四十八章「為學日益，為道日損。損之又損，以至於無為。無為而無不為」，這裡面的「損」就是減少不該有的欲望的意思。可是生活中是欲望在支配著我們的一舉一動，沒有欲望是不正常的，欲望是我們生命的原動力。只是放任自己欲望滿足的人生就像沒有制動的前行列車，危險不言而喻。

如果你問一個人，你希望健康嗎？估計有兩種回答，一種是當然！一種是廢話！誰不想健康？可實際上生活中我到處看到不在乎自己健康的人，我說的還不是因為生活所迫帶來的忙碌而影響了健康，而是見到真正不在乎自己的健康。比如對抽煙的人來說，他們幾乎都知道吸煙有害健康，可有多少已經抽煙的人會為了健康戒掉呢，恐怕連十分之一都沒有。而戒掉的人中還有一部份是被醫生再三警告的：「不戒煙已經危及生命」。不要說煙癮有多大，如果真的想健康的活著，戒掉煙癮並不是那麼難。如果我說適當的控制性生活是健康之本，有多少人會做到呢？也許會有一部份，這其中絕大多數還是因為沒有條件或是性伴侶不滿意。如果所有人都相信每頓飯少吃一點會有利於健康，有多少人會堅持呢？除非他每頓飯都不愛吃，面對美味珍饈的誘惑，要做到只吃八分飽是何其艱難。每天鍛煉哪怕 20 分鐘就可以保持肌肉的活力，又有多少人可以做到？對一個嗜酒如命的人，當你告訴他再喝就有可能肝硬化的時候，你認為有多少癮君子會下決心戒酒？生命是那麼美好，我們都願意健康的活著。但準確的說，絕大多數人的願望是在不放棄任何享受的自由自在的前提下也可以健康長壽，但是這可能嗎？理論上是可以的，如果你也擁有一個像乾隆皇帝一樣留給自己無盡財富和絕佳身體的父母的話。

五、節食與養生

長壽之道，在於養生；養生之本，在於飲食，而節制飲食又在飲食養生中佔據重要地位。《黃帝內經》中談到上古之人，「盡終其天年，度百歲乃去」，其主要經驗之一，就是食飲有節、起居有常，講究飲食的節度與節制，要求吃飯有規律。適度淨餓待食，同時吃飯要有節制，不要過飽，更不能暴飲暴食。因為「飲食自倍，腸胃乃傷」。在古籍《養生避忌》上說：「善養生者，先饑而食，食勿令飽，先渴而飲，飲勿令過。食欲數而少，不欲頓而多」。宋代文學家蘇東坡，不僅在文學上有很高的成就，而且對養生學很有研究。他曾經寫過《養生說》、《養生偈》等 20 多篇論述養生的文章，後人把這些文章彙編為《蘇東坡養生集》。該書從各個方面論述養生，飲食在其中佔據重要地位。書中一句名言就是「已饑方食，未飽先止」。就是說，感到饑餓時才吃飯，感到快飽時就不要再吃，以免加重胃腸負擔。不過蘇學士是個美食家，是不是能堅持饑餓了再吃我很懷疑，他還「日啖荔枝三百顆，不辭長作嶺南人」呢！但是蘇大學士就算自己沒有做到自己所說的話，「已饑方食，未飽先止」也是至理名言。

中國古代醫家認識到許多疾病，特別是胃腸道疾病，與飲食關係十分密切。例如傷風感冒的病因雖不在飲食，但治療也需飲食調養。《紅樓夢》中劉姥姥二進大觀園時，因喝了些酒，又吃了許多油膩食物，多喝了幾碗茶，於是「通瀉起來，蹲了半日方完」，說明腹瀉的直接病因就是飲食。就在這一次，賈母也感受了風寒，請了太醫院的王太醫。王太醫望、聞、問、切之後，到外書房對賈珍、賈桂說：「太夫人並無別症，不過偶感一點風寒，究竟不用吃藥，不過略清淡些，常暖著一點兒，就好了。如今寫個方子在這裡，若老人家愛吃呢，便按方煎一劑吃，若懶怠吃，也就罷了。」在王太醫剛要告辭時，奶奶抱了大姐兒也要看病。王太醫左手托著大姐兒的手。右手診了一診，又摸了一摸頭，又叫伸出舌頭來瞧瞧，笑道：「我要說了，姐兒又要罵我了，只要清清淨淨、餓兩頓就好了。不必吃煎藥，我送幾丸丸藥來，臨睡時用姜湯研開，吃下去就好了。」從嚴格的科學角度講，王太醫是實事求是的好醫生，特別是與一些誇大其辭、嘩眾取寵的庸醫相比，更顯得醫德高尚。從古至今，確有一些醫生，在看病時，明明病人的病情不重，卻將病情誇大，甚至故作驚訝，埋怨病人來得太遲。這樣他可以獲得兩個好處：病人痊癒時，可顯得他的醫術高明；病情加重甚至死亡時，他又可不負任何責任，誰叫你來得太遲呢。這個伎倆，明眼人一看便知。從好一點的角度看，是他的醫術不夠高明，對病情輕重拿不准，因此在估計病情時寧重勿輕；從壞一點的角度看，他是貪圖名譽，貪圖錢財，缺乏醫生的職業道德。像賈母、巧姐兒、晴雯的病，都不算嚴重，以饑餓療法為主，適當配些藥物，也就行了。對賈母的病，王太醫甚至說「其實不用吃藥」。對巧姐兒是「只要清清淨淨、餓兩頓就好了。」因為王太醫知道，賈府人家的病，只要不是嚴重的傷寒類，基本上都是因為飲食不節，加上缺乏消耗，造成的身體運轉不暢，開點促消化的藥也不過是輔助，主要還是靠病人自身少吃點，讓脾胃歇兩天最有效。《紅樓夢》第 53 回「寧國府除夕祭宗祠，榮國府元宵開夜宴」也寫道：「這賈宅中的風俗秘法：無論上下，只一略有些傷風咳嗽，總以淨餓為主，次則服藥調養。」晴雯本來就已傷風感冒，「發燒頭疼鼻塞聲重」，晚上又織補了一夜孔雀裘，勞累過度，病情加重。幸虧她是一個「使力不使心的人，再素習飲食清淡，饑飽無傷」，「故於前一日病時，就餓了兩三天，又謹慎服藥調養，如今雖勞碌了些，又加倍將養了幾日，便漸漸地好了」。說明饑餓療法還真管用。

現代眾多科學家從實驗角度都證實了節食和健康的關係。20 世紀 30 年代，美國康奈爾大學的營養學家克萊德麥卡教授做了一個動物實驗。他將小白鼠分作甲乙兩組，兩組均保證必要的營養供應，包括蛋白質、脂肪、碳水化合物、維生素、礦物質等，但對甲組小鼠限制熱量攝取，而對乙組小鼠則不加限制，任其自由取食，每天都敞開肚皮吃。結果是，乙組小鼠 175 天後骨骼就停止生長，而甲組小鼠 300 天、500 天，乃至 1000 天，骨骼還在緩慢地生長著。乙組小鼠不到兩年半全部死亡；而甲組小鼠卻活了 3 ～ 4 年，且患病率也低得多。這應該說是一個重要的發現。非常可惜的是，在當時，麥卡教授的這項研究成果，並未引起學術界的重視，一拖就是 30 多年。二十世紀六十年代末，美國老年學家馬克登諾用含 22% 蛋白質和 5% 植物油的飼料，餵養兩組小白鼠。給甲組每天供應含 20 千卡熱量的此種飼料，為正常飲食組；而對乙組，每天只供應 10 千卡熱量的該飼料，僅及甲組的一半，稱為限食組。觀察的結果是，限食組小鼠中，有 2/3 的平均壽命大大延長。最長壽命竟超過正常飲食組小鼠的 2 倍以上。由於這一實驗最早是由麥卡做成功，故稱其為「麥卡效應」。馬里蘭大學的巴巴拉漢森博士，15 年間一直在研究限制飲食對獼猴壽命的影響。到 1994 年，研究結果出來了：進食不限的猴子中，有一半已經死亡，而限食猴子中只有 12.5% 死亡。為什麼限制飲食能夠長壽呢？有關研究報告指出，在保證蛋白質、維生素、礦物質等必要營養的前提下，採用低熱量飲食，能夠預防多種疾病，保障健康，促成長壽。這種低熱量飲食，特別是低脂肪能有效地降低血脂，降低血壓，預防動脈粥樣硬化。這樣，就有效地預防了很多疾病的發生，如高血壓、心絞痛、心肌梗死、腦血栓、腦出血等等，還能預防肥胖病、糖尿病、脂肪肝、肝硬化、膽囊炎、膽石症等疾病，並能減少一些癌症的發病率，如大腸癌、膽囊癌、胰腺癌、卵巢癌之類。

美國免疫學家奧福爾研究得出結論，限食可使機體免疫力在老齡時仍保持旺盛，使免疫中樞器官——胸腺的定時紊亂得以推遲。一些專家對限食小鼠的器官檢測表明，它們在年老時，心腦等主要臟器中的脂褐素堆積，要比同齡正常飲食小鼠低得多。加利福尼亞大學的醫學博士羅爾伍爾福曾做過限食的動物實驗，發現限食能使動物體溫下降 2~3℃。老年醫學研究指出，降低體溫能夠長壽，而限食是使體溫自然下降的有效辦法。

日本九洲大學的大村裕教授，從事老年醫學研究多年。他的報告指出，在一頓飽餐之後，大腦中一種叫做「纖維芽細胞生長因數」的物質比進食前增加數萬倍。這種物質能使毛細血管內皮細胞和脂肪細胞增殖，促進腦動脈硬化，造成大腦早衰，使記憶力減退，甚至與老年性癡呆的發病也有一定關係。大村裕教授指出，目前還沒有有效的藥物來控制飽腹時「纖維芽細胞生長因數」的增加。然而，通過限制飲食量，減少這種因數在大腦中的生成，推遲腦動脈硬化和大腦衰老，則是完全可能的。

世界三大宗教之一的伊斯蘭教每年都有齋月，穆斯林給齋月定義為是一個修身養性的月份。所謂修身就是在齋月裡有戒食、戒飲、戒色，放棄一切貪婪和享受，使身體有一個節制和緩解的時期。在齋月裡，每天天亮到日落之間，成年穆斯林必須戒齋，就是不能吃飯喝水，直到太陽落山，人們才開始進食，只有病人，嬰兒、孕婦、產婦等身體比較弱的人才可以吃點東西。這就是相當於強制的一個月的輕斷食。

齋戒對身體的益處已得到了醫學家的認可。在一項研究中，科學家就對比了不同年齡段，不同性別的 240 個成年健康人。在 20 天齋月前後，幾乎所有被測試者，體重和 BMI 都有明顯下降，被測試者的腰圍、體脂、體重等各項指標，也都表現了一定程度的降低。多年的研究結果使醫學界普遍認為：「限食可使機體免疫力在老年時仍保持旺盛，使免疫中樞器官——胸腺的定時紊亂得以推遲，從而推遲衰老。」

奇妙的是饑餓療法在植物界居然也有效，喜歡科學種田的農民朋友們都知道，曬田是個很科學的種稻方法。所謂曬田，就是在水稻進入開花期時，停止澆灌，直到稻田出現乾旱的跡象時，再把水灌溉。結果證明，經過曬田的水稻要比沒有曬田的水稻的畝產高。這是因為，水稻連續不斷地灌溉，長期下去就會出現營養過剩，吸收力減退，而開花結果期則需要大量的營養，靠平時的養分根本不夠。水稻經過曬田後，根莖周圍所積存的有機成分會被充分吸收，這時再灌溉的話，其吸收能力就會倍增，從而有利於種子的發育和成長，畝產當然會相對提高。

人體吸收營養的原理與植物是一樣的，如果人也不定期進行禁食，每年不定期或者定期清理一下身體長期積存的營養，重新建立一個新的吸收秩序的話，那麼，一定能重新調整陰陽，恢復身體的生理機能和新陳代謝能力，從而促進身體的正常發育，有益於身體的健康。

中國道教有一種養生的方法叫辟穀術，類似於斷食，又區別於簡單的斷食。西漢著作《大戴禮記・易本命》中有記載：「食肉者勇敢而悍，食谷者智慧而巧，食氣者神明而壽，不食者不死而神」，認為食五穀雖然智慧而巧，但不吃五穀而食氣更有利於長壽，這應該就是辟穀術最早的理論根據。而《淮南子・人間》中也記載了最早辟穀實踐者，春秋時期一個叫單豹的魯國人在深山中隱居，不穿衣服，不吃五穀雜糧，到了 70 多歲看上去依然十分年輕。中國古代典籍經常誇大其詞，大多當不得真，但是，適當的辟谷有利於身體健康確是事實。那辟穀和挨餓有啥區別呢？嚴格說來辟穀不是啥都不吃，不僅要修習吐納導引之術，還要配合服食一些藥食同源的中藥，主要有黃精、玉竹、芝麻、天冬、大棗、黑豆、靈芝、松子、白術、桑葚、胡桃、蜂蜜等等。經過一段時間的修心斷食服藥，可以起到清潔身體，潛能開發，養生祛病，益智開慧，健身美容的效果。但是切記，真正的辟穀也好，單純的斷食也好，都有個時間問題，太短了不起作用，太長了適得其反，畢竟人身體運轉的能量自外界而來。斷食也好辟穀也罷，最大的作用就是清除身體多餘的廢料，清除結束後再繼續堅持就是消耗元氣了。

六、《黃帝內經》的養生哲學

《黃帝內經》中有很多養生的理論，它深刻地影響了後世中國人對生活的理解，也是至今對中國養生文化影響最大的典籍，現在很多類型的養生觀點大都來自於它。由於《黃帝內經》的權威性，致使後來產生了很多教條主義者，內經的主旨反倒淡化了。比如現在最有市場的四季養生，《黃帝內經》四季養生的核心是春生，夏長，秋斂，冬藏。

內經曰：「逆春氣，則少陽不生，肝氣內變。逆夏氣，則太陽不長，心氣內洞。逆秋氣，則太陰不收，肺氣焦滿。逆冬氣，則少陰不藏，腎氣獨沉。夫四時陰陽者，萬物之根本也，所以聖人春夏養陽，秋冬養陰，以從其根，故與萬物沉浮於生長之門。逆其根，則伐其本，壞其真矣。故陰陽四時者，萬物之終始也，死生之本也，逆之則災害生，從之則苛疾不起，是謂得道。」這段話主要講的就是順應四時，由此帶來的就是對節氣的迷信，以至於後來發展到看病都恨不得按照節氣來，甚至差一天都不行。北京城裡每年都有那麼一群人，到了固定的時間就去醫院去貼伏貼，恨不得準確到時令的正時才覺得有用，其實大可不必，不過就是個冬病夏治的小技巧罷了，只要是在夏天最熱的時候哪天都差不多。

因為《黃帝內經》是在中原文化的基礎上提煉出來的，在中國的黃河流域大都四季分明，時令和自然表現基本吻合。可是同是中國，氣候大不相同，要是在海南生活，如何秋斂冬藏？那是不是《黃帝內經》的理論就不適合海南的人呢？顯然不是。在中國這麼點地方就不都是四季分明，那放眼世界就更行不通了。要是在俄羅斯的西伯利亞，常年的要冬藏，也就沒什麼春生夏長了，人家俄羅斯人無論從哪方面都比我們中國人健壯，是不是《黃帝內經》就完全不適合了呢？這個問題要兩面看，一方面《黃帝內經》確實是在特定的中原文化下總結出來的；另一方面《黃帝內經》講的是生命的至真大道，不宜生搬硬套。其實四季養生的精髓是順應自然，不要逆天而為，只要遵循了這樣的理念，所有的應時的條條框框全可以忽略不計。

《黃帝內經》是從醫學角度全面闡述養生的集大成的著作，在開篇的時候就提出了人的壽命的關鍵所在。

「乃問于天師曰：余聞上古之人，春秋皆度百歲，而動作不衰，今時之人，年半百而動作皆衰者，時世異耶，人將失之耶？岐伯對曰：上古之人？其知道者，法於陰陽，和於術數，食飲有節，起居有常，不妄作勞，故能形與神俱，而盡終其天年，度百歲乃去。今時之人不然也，以酒為漿，以妄為常，醉以入房，以欲竭其精，以耗散其真，不知持滿，不時御神，務快其心，逆於生樂，起居無節，故半百而衰也。

夫上古聖人之教下也，皆謂之虛邪賊風避之有時，恬惔虛無，真氣從之，精神內守，病安從來。是以志閑而少欲，心安而不懼，形勞而不倦，氣從以順，各從其欲，皆得所願。

故美其食，任其服，樂其俗，高下不相慕，其民故曰樸。是以嗜欲不能勞其目，淫邪不能惑其心，愚智賢不肖，不懼於物，故合於道。所以能年皆度百歲而動作不衰者，以其德全不危也。」

這段話的中心思想是說精神內守，快樂而少欲是長壽的關鍵。這和老莊的哲學在核心上是一致的，我們再回頭來看莊子的養生思想。莊子用寓言的形式把養生提高到哲學的範疇，在莊子的三篇養生文章中，連任何起居有節的話也沒說，但字裡行間充滿著智者的大智慧，比之《黃帝內經》更進一步闡述了養生的真諦，那就是順應自然。莊子思想的中心，是心靈的自由自在，是反對人為，順其自然，也是達觀知命的一種超脫，字裡行間雖是在談論養生，實際上是在體現作者的哲學思想和生活旨趣。所以，養生理論最終歸結於哲學，養生其實是一種思想，是一種生活態度，不是簡單的應該吃什麼，應該怎麼鍛煉，而是順應自然，內心豁達，樂觀而節制的生活取向。

東晉有個著名道人叫葛洪，在他的著作《抱樸子》中說到「非長生難也，聞道難也；非聞道難也，行之難也；非行之難也，終之難也。」

第十章　反者道之動

有人說，這世上沒有中醫西醫之爭，只有傳統醫學和現代醫學的區別。言下之意是我也不說你科學不科學，你是古老的、傳統的經驗醫學，雖然有時候管用，但是不是人體自愈的功勞很難說。人類歷史上確實有眾多的傳統醫學，例如梵醫學、瑪雅人的古醫學、古希臘醫學、古阿拉伯醫學、藏醫、蒙醫甚至非洲部落的經驗醫學等等。中醫確實是傳統醫學，但是它和世界上所有中醫以外的傳統醫學都不是一回事，幾乎所有的其他傳統醫學都是經驗醫學。儘管古希臘傳統醫學也認為人體有四種液體，即血液、黑膽汁、黃膽汁和粘液。健康的人是因為四種液體處於平衡狀態，生病就是這四種液體失調導致的。古印度梵醫認為，世間萬物是由地、水、火、風四大元素構成，人體也一樣，需要這四種元素處於平衡狀態，否則就會百病叢生。但是這些理論最終沒有真正指導實踐，而且不能自圓其說，最終要麼走向物理、化學、生物學的研究，要麼用藥跟理論沒關係，還是單純的憑感覺用人體試出來某一種草藥對某一種疾病有用。而中醫則不同，中醫並不是經驗醫學，而是先有理論後有實踐，然後再從實踐去印證理論的反覆過程，用理論指導和修正實踐，經驗只是理論指導下的實踐總結。中醫以外的傳統醫學都沒有複方，而中醫在《黃帝內經》和《傷寒論》的指導下發展出了千變萬化的有效處方組合。

所謂的現代醫學也就是普羅大眾口中的西醫是最近兩三百年才發展起來的。是在物理學、化學、生物學發展的基礎上，發展出解剖生理學、組織胚胎學、生物化學與分子生物學等學科門類，借助顯微鏡、X 光等各種現代科技手段探索人體微觀世界。現代西方國家的醫學體系中的基礎學科分類已經多達幾十個門類，在外科手術、疫苗、毒理藥理，影像診斷等領域有著中醫無法比擬的優勢。

中醫全部的理念均來自對自然的觀察和總結，治病的原則也是糾偏，使一個人恢復到平常。一個醫生眼中的健康人的身體應該是老子筆下的小國寡民、君王處下，甚至「不知有之」，民眾「甘其食，美其服，安其居，樂其俗。鄰國相望，雞犬之聲相聞，民至老死不相往來」的美好城邦。在《道德經》第五十七章更是寫到：以正治國，以奇用兵，以無事取天下。吾何以知其然哉？以此。天下多忌諱，而民彌貧，民多利器，國家滋昏，人多伎巧，奇物滋起，法令滋彰，盜賊多有。故聖人雲：「我無為而民自化，我好靜而民自正，我無事而民自富，我無欲而民自樸。」後人看《道德經》時是把這段話看做治國理念的，實際上，如果把我們每個人的身體都看成一個「國家」，這些語言何嘗不是治病和養生的理念呢？《黃帝內經》開篇中就說到：「虛邪賊風，避之有時，恬淡虛無，精神內守，病安從來」，和老子的理念如出一轍。也就是說，中醫真正的東西是「道」，是人對自然的思考，老子曰：「反者道之動」，反者，返也！返回到源頭，返回到本源。能返才能守住根本，才能本固身健，這就是「復歸於嬰兒」。《道德經》通篇都在不厭其煩的講清靜無為，講柔弱勝剛強，講少私寡欲。老子就像人類的預言家，看到人類的多欲、進取、殺伐、貪念的必然後果。解決後工業時代的人類世界的人口、環境污染、物種滅絕、資源匱乏等等問題難道不應該借鑒老子的思想，回頭去看看人類的本源和初心嗎？這才是我們中國古老哲學思想對人類的貢獻和價值所在。

一、中醫的未來

中華文明是世界最古老的文明之一，並且是唯一延續至今的古老文明。古代中國有過輝煌的思想，在推動人類進步方面做出了許多重要貢獻。但進入工業革命以來，中國在對人類發展各個領域的貢獻乏善可陳，時至今日中醫是中國為數不多的能夠給人類貢獻的智慧，但是如何用好中醫，讓世界認可中醫卻難於登天。

中醫之難在於理論的龐雜甚至混亂。陰陽五行衛氣營血等等名詞完全是抽象的描述。《傷寒論》雖然是無上經典，但後世子孫誤讀者居多。歷代醫家依據自己的理解開宗立派者層出不窮，有的有點價值，有的胡亂演繹，成事不足敗事有餘。致使被奉為經典的古籍精華雖多，糟粕卻也不少，甚至更多。

中醫之難還在於藥物品質的不確定。由於中醫是根據自然氣候和生長時間來判斷藥材的價值的，中藥的產地，季節因素都會影響藥效，所以才會有地道藥材的說法。醫生天大的本事，沒好藥也無濟於事。就像一個將軍，任他指揮藝術再高超，士兵全是老弱病殘，想打好仗那也難得很。

中醫之難還在於治未病的困境。此處之「未病」應理解為「未釀成大病」，中醫治病是學問，怎樣讓人不生重病更是學問。在中醫看來沒有絕對健康的人，人的五臟六腑相對平衡就是健康的。若是出現了輕微的不平衡及早調理則應手而愈。若大病已成，如大廈將傾，國之將亡，此時力挽狂瀾雖不是絕無可能，但終究難矣。內經曰：「是故聖人不治已病治未病，不治已亂治未亂，此之謂也。夫病已成而後藥之，亂已成而後治之，譬猶渴而穿井，鬥而鑄錐，不亦晚乎」？而現今的疾病很多都已錯過了治未病的良機，一個人得了癌症後純粹靠中醫中藥使腫瘤消退終究是難上加難。就是因為到了檢查出有形腫瘤的程度，已經是體內不平衡幾年甚至十幾年的時間。可問題是，在一個人大病未至時，你如何讓他相信應該去如何做就可以避免那個可能的災難？就算他信了，我一個建議讓他躲過了一場重病，這又如何去印證？

中醫之難還在於中藥的造假。中國人的造假技術，要說第二，世上沒有哪個國家敢說第一。中國人的造假已經遍及所有的生活領域，而尤以藥品食品為重災區。中藥的造假已經到了令人髮指的地步，茯苓用米粉去壓制；菟絲子用蘇子替代；將未成熟的野生葡萄曬乾後染色冒充五味子；用野生的桃醋泡後曬乾當烏梅；就連只值幾塊錢一斤的蒲公英，造假者都敢用油麥菜切成段混入正品種出售。任你再高的醫術，再精妙的理論，再神奇的診斷，架不住藥是假的！

中醫之難還在於真行家不多。十個中醫中有八個是庸醫，為數不多的行家也基本上只是在某一個領域有點心得。即使判斷正確，藥方精當，不小心還有時遇上假藥劣藥，療效不佳或是適得其反。一個人得了病找中醫治療的效果就可想而知了！

中醫之難還在於現代教育的模式。自中醫摒棄師徒傳承設立中醫學院以來，可能因為覺得中醫應該是「科學」，中醫專業大都是按理工科招生的。其實中醫是地道的文科專業，甚至可以在中文系裡大類招生。沒有好的古文基礎，是不可能學好中醫的。中醫更接近於文學、歷史、哲學、藝術等各方面，這些都是與中國古代文化聯繫最緊密的學科，有文科天賦的人甚至有藝術天賦的人才是學中醫的好苗子。

中醫之難還在於利益的驅動。媒體之上，做清熱解毒藥就告訴你每個人都要清火，萬病自火而來；做六味地黃丸的不停的宣傳滋陰的重要，說六味地黃是補腎良藥；做感冒藥的在鼓動人們家中常備某某某。百姓的醫學知識本來不多，再加上誤導，大眾對中醫的理解距離我們祖先質樸的天人合一的思想就更加相去萬里了。

中醫正名復興雖不易，但比民國時期差一點被禁止行醫還是處境好了不知多少倍。中醫要想得到認可，說到底療效是關鍵。現在中醫式微，主要的問題還是絕大多數醫生醫理不明，懵懵懂懂，靠經驗吃飯，要都像張錫純、李可這樣，中醫是絕不會沒有市場，只會門庭若市。有人說中西醫無法比較，因為同樣的病同樣的病人每次看病中醫開的處方都不一樣。其實如果真有本事有信心，中醫完全可以設定某個場景和西醫打擂臺，比如找 100 個西醫認為程度差不多的癌症病人，癌症晚期的咱不好對比，也許誰治都效果不好，早期發現的總可以吧。既然中醫號稱治未病拿手，西醫也說要早發現早治療，那好，同樣的早期手術該做還做，做完了完全西醫化療放療一組，只服中藥不做放療化療一組，跟蹤 3 年見分曉，看誰的治療效果好不就得了？俗話說，是騾子是馬拉出來溜溜。中醫人沒有這個勇氣和這個實力，永遠別指望得到真正的認可。

未來倘若中醫能完善理論體系，借助毒理藥理實驗結論，剔除有害藥物；用祖先地道藥材的理念，生產貨真價實的高品質藥材原料；修正教育模式，讓哲學理念根植於中醫藥後輩人才培養；斬斷利益鏈條，不要讓那些半懂不懂的假專家在電視臺給老百姓講養生，中醫的未來還是可期的。可是，這些能做到嗎？希望能吧！

二、人類的未來

哲學的永恆詰問是「我從哪裡來，會到那裡去」？對個體如此，對人類更是如此，人類將往那裡去？我們的未來會好嗎？這看似遙遠和杞人憂天的話題，其實和每一個人都密切相關。

我們常說，地球是人類唯一的家園，既然中醫是把人看成地球甚至宇宙的完全渾然一體的思維方式。那麼從中醫的角度來仰視宇宙，俯瞰地球和人類自身的時候，我們看到的未來是什麼樣的呢？自十八世紀以來的工業革命，給人類帶來了天翻地覆的變化。既給人類帶來巨大的財富和便利，也埋下了人類生存和發展的重重危機。對於個體來說我們幾乎每一個人都在享受著現代科技文明帶來的幸福感，但是對於整體人類來說，現在的物質繁榮從某種意義上是靠急速透支地球的未來換來的短暫的狂歡。據科學家分析計算，地球已經存在 46 億年，還將持續 50 億年。但是地球的壽命不代表人類的生存壽命，實際上，人類在地球已經存在的幾十億年歷史中，最多也不過是幾十萬年的歷史，而未來註定也是地球的匆匆過客。

早在 200 多年前第一次工業革命開始，現代科技就已經為人類社會的發展埋下了一顆定時炸彈，對於各種礦產資源毫無遏制的開採已經讓地球千瘡百孔。人類在近一個世紀以來，為了發展科技，提高生產力，使用了大量石油、煤炭、天然氣，這些燃料的燃燒會排放出大量的二氧化碳等溫室氣體，這也是導致全球變暖的最大因素之一。石油為我們的生活帶來了許多方面的作用，可現在人們似乎不再強調石油的稀有。隨著科學技術的不斷進步，探索油田的能力也大大加強，這些年來已經探測到的石油儲備量不僅沒有減少，反而在逐年增加，有些專家甚至預測，只要地球存在，石油就存在，可以開採到人類滅絕的那天。化石能源真的無窮無盡嗎，當然不是！這個預測應該說是準確的，只是因果關係搞反了。應該這樣表述，只要還有石油存在，人類就存在，哪一天石油不存在了，人類也就滅絕了！

如果把地球還原成一個人，那些被瘋狂抽取利用的煤炭、石油，應該對應一個人的什麼呢？那不就正是地球的腎氣嘛！它色黑，如水流動，而貢獻動力，這些特點不就是對腎氣的描述嗎？一個人的腎氣不斷消耗後是什麼樣，地球的腎氣被不斷消耗的結果也一定是什麼樣。

那一個人過度消耗腎氣的後果是什麼呢？人類過度利用化石能源引發的全球變暖的模型類似於醫生給病人看病時用

激素。激素的作用就是急速調用人體的腎元，在造血機能和提高抵抗力方面立竿見影。但是激素有可怕的後遺症，那就是用多了會虛胖和骨質疏鬆。典型的事例是2003年的非典患者，當時西醫對高熱束手無策，不得已用大劑量的激素，一頓操作猛如虎，體溫總算下來了，可後來呢，病人骨質疏鬆的極其嚴重，股骨頭壞死，完全成了廢人。這是因為腎主骨，過度調用腎元就是抽取骨髓，髓乾則骨空。在用激素治療過程中病人因陽氣上亢，必然引發陰虛，而停用激素之後又迅速陽虛，所以病人在用激素的時候燥熱，而停用後虛寒，反倒怕冷的厲害。

那麼地球不斷瘋狂開採化石能源的後果是什麼呢？那必然也是先陰虛陽亢而燥熱而後是陽虛陰盛的虛寒，就表現在現階段的全球變暖在加劇。如果任由局面發展，地球將會在某一個能源釋放的頂點後氣溫急劇下降，類似於病人出現虛寒，也就是全球變暖後會出現不可思議的極寒，就像一個衰弱的老人總是覺得冷一樣完全沒有火力。再以後就會出現人類的骨質疏鬆症狀，地球的骨質疏鬆會怎麼樣？會頻繁的地震、塌陷和海嘯！這難道只是我的預言嗎？那些看到地震海嘯已經如此頻繁光顧的科學家們，你們知道這和石油天然氣開採的神秘關聯嗎？

不管科學家們是不是像我認為的一樣，大概僅僅溫室效應就已經讓人類意識到了化石類產品消耗的可怕，碳減排已經成為世界主要國家的共識。現階段的地球就像一個原本可以乾淨、清爽、身材健碩、充滿活力的中年大叔，由於各種貪欲，硬生生把自己搞成了一個大肚便便、禿頭陽痿、慢性病纏身、未老先衰的油膩模樣，懸崖勒馬，猶未晚也。如果人類能聽懂老子在說什麼，減少我們的欲望，全世界主要國家團結起來。在環境保護和可再生能源使用上齊心協力，逐步減少化石能源的使用，致力於整體人類的美好未來。一個科技更加發達，資源更加富足，人類壽命更長更健康的未來還是可期的。但是，我們還來得及嗎？希望來得及吧！

後記

中醫者，治國之道也；中藥者，糾偏之物也。自先秦以降，國醫以天人合一為念，依陰陽五行立法，以至精至微之術，行至仁至簡之道，護佑華夏兩千餘年矣。奈何珍珠與魚目共存，美玉和砂石同在，毀譽參半，躑躅前行。信之者謂之神，毀之者謂之巫，若翩翩公子著陋衫而登大雅之堂，實有珠玉蒙塵之歎。

東漢末年，先聖師仲景，以大慈悲大智慧創傷寒雜病論。後世兆民，賴之全生者不可勝計。奈何先民不幸，漢至晉不過百年相隔，戰火連年，生靈塗炭。聖師心血險遭傾覆，賴晉太醫王叔和集成十卷，功莫大焉。及至宋，高保衡、孫奇、林億等公再校，始有今日《傷寒論》之雛形，更有成無己注解，遂開後世辯解傷寒之先河。然則數百年輾轉流離，聖師原意不免晦暗，加之叔和編注曲解聖言之事在所難免。至萬曆年間，方有執著傷寒條辨，去叔和公言，始得尊經之旨，削枝去葉，雖有過激之嫌，亦現本真之端倪。聖師傷寒立法至明清，越千餘年，期間斷續艱危，實難言述。眾先祖殫精竭慮，薪火相傳，得以使我等後輩窺見真知，如立巨人之肩，眺遠古仙境，心中感佩欣喜，無以復加。

聖師仲景之方，百驗百效，後世頂禮膜拜者如過江之鯽，然其中古奧深意，真明瞭者實寡。雖有如祝味菊、鄭欽安等大家詳盡闡釋，終覺意猶未盡，難現真容。加之後代醫家庸者所在多有，眾說紛紜，鮮有是處。晚清以來，西學東漸，中醫竟至式微。及至民國，廢醫存藥之聲高漲，國粹險至非法之地。共和國後，大帥倡言中西結合，一時似有復興之態。然萬物凡蕪菁混雜，必受詬病，庸醫橫行，假藥氾濫，遇強敵而膽怯，捉小賊以立身，時至今日，難出國門。皆因後輩駑鈍，不明聖師本意，如猛士有弓馬而投石禦敵，愧對祖先。

縱觀近代之中醫，濟世大醫者如李可輩固有，然終鳳毛麟角，百中無一。今曰國醫聖手者，真才實學，藥到病除者難覓，而欺世盜名者實多。

或以鄰為壑，作繭自縛，視旁醫為異類，舉凡內經，動則易法，言必稱他人治標，中醫治本，拒現代科技於千里之外，拘泥於祖宗成法，一成不變，實可憐也。

或自甘從屬，西學為體，中學為樣，奢言中醫現代化，分子細胞，萃取蒸餾，無一不精，唯傷寒雜病全然不知，不亦悲乎。

或醫理不明，抱殘守缺，識微恙為大敵，步步綏靖，引邪深入，終成大患，總因學藝不精，難堪活人大任，誠可惡也。

或於媒體之上故作玄虛，節氣時辰，經絡氣血，言之鑿鑿，筆下滔滔，養生計有千條，治病實無一策，亦可笑也。

余中年蒙難，目疾纏身，百般無奈之際，依乎天理，反觀自身，問道於先賢，冥思苦想，終有小得，雖不幸亦萬幸。察陰陽之分，審進退之道，入太極之門，曲徑通幽，柳暗花明，漸至靈台開悟，以庸常之身明皇皇大道，雖百苦亦不苦。

浮生若夢，難言悲喜，半生蹉跎，一事無成。太史公曰：「古者富貴而名摩滅，不可勝記，唯倜儻非常之人稱焉」，醫道漫遊，入寶山而未空回，前輩真知，開蒙後輩拙見，竟敢效司馬「究天人之際，通古今之變，成一家之言」乎？若余體悟能使醫家有所感，病家有所思，知中醫中藥貴在何處，謬在何方，取其精華，去其糟粕，使祖先智慧長久護佑華夏子民，不負諸先輩於文明存亡斷續之際救聖師聖言之苦心孤詣，餘生夫復何求！

壬寅仲夏於北京

國家圖書館出版品預行編目資料

眾妙之門——天人合一理念下的中醫與養生文化 / 胡奇楠著
--初版-- 臺北市：博客思出版事業網：2023.7
面； 公分. --(醫療保健系列；13)
ISBN 978-986-0762-53-2(平裝)
1.CST: 中醫 2.CST: 養生 3.CST: 健康法

413.21 112008207

醫療保健系列13

眾妙之門——天人合一理念下的中醫與養生文化

作　　者：胡奇楠
主　　編：張加君
編　　輯：凌玉琳
美　　編：凌玉琳
校　　對：楊容容、沈彥伶
封面設計：陳勁宏
出　　版：博客思出版事業網
地　　址：臺北市中正區重慶南路1段121號8樓之14
電　　話：(02) 2331-1675 或 (02) 2331-1691
傳　　真：(02) 2382-6225
E - MAIL：books5w@gmail.com或books5w@yahoo.com.tw
網路書店：http：//5w.com.tw/
https：//www.pcstore.com.tw/yesbooks/
https：//shopee.tw/books5w
博客來網路書店、博客思網路書店
三民書局、金石堂書店
經　　銷：聯合發行股份有限公司
電　　話：(02) 2917-8022　傳真：(02) 2915-7212
劃撥戶名：蘭臺出版社　帳號：18995335
香港代理：香港聯合零售有限公司
電　　話：(852) 2150-2100　傳真：(852) 2356-0735
出版日期：2023年7月 初版
定　　價：新臺幣300元整（平裝）
ISBN：978-986-0762-53-2